高等医学院校实验系列规划教材

外科手术学实验教程

EXPERIMENTAL COURSE OF SURGICAL OPERATION

第 2 版

主　编　柴智明

副主编　许　力　张　阳　邵雪非　林　渊

编　委（以姓氏笔画为序）

丁　伟　王冠男　叶　政　刘　云

许　力　张　艺　张　玙　张　阳

张梅娟　陈国仙　邵雪非　林　渊

宗永立　耿梦雅　柴智明　钱大青

U0190435

中国科学技术大学出版社

内 容 简 介

本书主要介绍了外科手术学的发展、无菌技术、围手术期处理、基本操作技术、心肺复苏基础、腹腔镜基础、外科换药基本操作技术、创伤急救基本技术、外科常用实验动物及其麻醉、外科手术学基本实习操作等内容,供学生参考和借鉴。

本书力求通俗易懂,重点讲述无菌操作技术和外科手术基本操作技术,通过图解和详尽的讲述,让学生在掌握理论知识的前提下,能够熟练了解和掌握外科手术基本操作技能。

图书在版编目(CIP)数据

外科手术学实验教程/柴智明主编. —2 版. —合肥:中国科学技术大学出版社,2020.2(2022.1重印)

ISBN 978-7-312-04856-2

Ⅰ. 外⋯　Ⅱ. 柴⋯　Ⅲ. 外科手术—实验—医学院校—教材　Ⅳ. R61-33

中国版本图书馆 CIP 数据核字(2019)第 300206 号

出版	中国科学技术大学出版社
	安徽省合肥市金寨路 96 号,230026
	http://press.ustc.edu.cn
	https://zgkxjsdxcbs.tmall.com
印刷	安徽省瑞隆印务有限公司
发行	中国科学技术大学出版社
经销	全国新华书店
开本	710 mm×1000 mm　1/16
印张	12.5
字数	238 千
版次	2013 年 8 月第 1 版　2020 年 2 月第 2 版
印次	2022 年 1 月第 7 次印刷
定价	32.00 元

再 版 前 言

随着医学科学和医学教育的发展,根据"新医科"建设要求以及本书第1版在使用过程中发现的错误、问题和反馈,我们对《外科手术学实验教程》进行了修订。

再版仍然遵循实用、通俗易懂的原则,通过详尽的讲述和图解,指导学生操作。全书主要讲述无菌技术、外科手术基本操作技术、外科常用手术实习操作等内容。考虑到外科换药和创伤急救也是外科常用的操作技术,本书单独予以介绍。为了利于学生更好地学习外科手术学,本书介绍了外科手术学的发展、围手术期处理、心肺复苏基础、微创外科基础、外科常用实验动物及其麻醉等内容。在修订中,我们增加了心肺复苏基础、微创外科基础等相关知识,删除了附录相关内容。本书力求通俗、实用,满足外科手术学学习和教学的实际需要。

再版过程中,我们得到了中国科学技术大学出版社及皖南医学院有关部门的大力支持,在此一并致谢! 由于作者水平有限,不足之处在所难免,诚望大家在使用过程中提出宝贵的意见,以便我们及时修订。

作 者

2019 年 5 月 28 日

前　言

外科手术学是外科学的重要组成部分,也是最基本的部分。它主要讲述无菌操作技术和外科手术基本操作技术。外科手术学是一门重要的医学桥梁课程,是医学生进入临床必备的基础。临床手术种类繁多,手术的大小、范围以及复杂程度千差万别,但手术的基本操作是一致的,不外乎切开、止血、分离、结扎、缝合等。

依据医学教育的培养目标,强化"三基"(基本知识、基本理论、基本技能)教学,加强对基本技能和动手能力的培养,我们根据本校实际,总结多年来的教学经验和心得,遵循实用的原则,编写了本书,供临床医学、法医、口腔、麻醉、影像、预防、护理等专业的外科手术学课程教学使用。

本教程内容力求通俗易懂,通过详尽的讲述和图解,利于指导学生操作。全书主要讲述无菌技术、外科手术基本操作技术、外科常用手术实习操作等内容。为了利于学生更好地学习外科手术学,本教程介绍了外科手术学的发展、围手术期处理、实验动物的相关知识、对学生外科手术学学习的要求、预习报告和手术记录书写要求、外科手术学考核方法等相关内容。本书力求通俗、实用,满足外科手术学教学和学习的实际需要。

本书在编写过程中,得到了中国科学技术大学出版社及皖南医学院有关部门的大力支持,在此一并致谢! 由于作者水平有限,不足之处在所难免,诚望大家在使用过程中提出宝贵的意见,以便我们及时改正。

作　者

2013 年 3 月 25 日

目　　录

第一章　绪　　言

第一节　外科手术学概述

外科手术学(Operative Surgery)属于外科学范畴。外科学是研究外科疾病发生、发展规律及其临床表现、诊断、预防和治疗的科学;外科手术学则是研究外科手术的理论、方法和技巧的一门学科,它与解剖学和外科学有着密切的联系。手术是指医生利用各种手术器械和仪器对机体组织和器官通过切除、修补、重建或移植再植等方法和手段以解除病患的痛苦,达到治疗疾病的目的。手术同时也可以作为检查诊断的方法,例如各种活检术和剖腹探查术等,提高对疾病的诊断率。随着医学科学的发展,各种新仪器、新技术和新方法应用于临床,例如各种腔镜、激光、伽马刀、机器人等的广泛应用,给患者减轻了痛苦,带来了希望,提高了他们的生活质量。"外科手术学"则主要是传授相关手术基础知识和基本理论的一门医学桥梁课程,该课程主要通过实验室教学和动物实验,建立并强化无菌观念,牢固掌握无菌技术及切开、止血、结扎、分离、缝合等基本手术操作技术。"外科手术学"课程对培养医学生认真、严谨的科学态度和实事求是的医疗作风以及临床实际动手能力,起着至关重要的作用。

外科手术学发展史同样是人类长期同疾病做斗争的经验总结,其发展进步同社会生产力的发展和科学技术的进步密切相关。19世纪以前,外科手术非常落后,疼痛、感染、出血等主要基本问题未得到解决,限制了手术的数量、范围,以及手术学的发展。解剖学的发展和麻醉法、防腐法及无菌法的应用,对19世纪末20世纪初期手术学的快速发展,起到了决定性的作用。1886年E.贝格曼(1836~1907年)采用热压消毒器进行消毒,外科才真正进入了无菌手术的时代。止血钳、止血带以及血管结扎方法的应用和改进,进一步加速了手术的发展。20世纪初,K.兰德施泰纳发现血型,通过交叉配血后使输血得以安全进行。局部麻醉法的应用、肌肉松弛药和抗菌药物等的临床应用,进一步解决了外科治疗的基本问题。随着手术疼痛、感染、止血和输血等技术难题的解决,外科手术治疗发生了革命性的变化:手术部位由体表进入体内,手术种类由单一走向多样,手术难度由简单变为复杂,手术范围由局部扩展到器官及系统。1933年异体角膜移植成功,1954年孪生兄弟间肾移植首获成功等,都是手术学进步的体现。其后,随着免疫学的进步,肝移植(T.E.施塔茨尔,1963年)、肺移植(J.D.哈代,1963年)、胰腺移植(C.W.利勒海,1966年)先后完成,1967年南非外科医生C.巴纳德进行了首例心脏移植,手术学发展取得了质的飞跃。20世纪80年代以后,特别是介入放射学的发展,不仅将诊断,而且将治疗深入到病变的内部结构。1987年法国医生菲利普·莫略特(Philip Mouret)完成了腹腔镜下胆囊切除术,奠定了腹腔镜外科的基础。介入治疗和腔镜外科的迅速发展以及机器人等新型医疗仪器的"加盟",使外科医生的"眼"和"手"能够到达患者身体的各个部位,从而使外科治疗超越了传统手术的范畴,减轻了病人的痛苦,进一步提高了患者的生活质量。

手术是外科治疗的重要环节,"外科手术学"是学习外科基本知识和基本技能的临床基础课程,是医学生从基础学科到临床学科的桥梁课程。学好"外科手术学"课程,特别是无菌技术和手术基本技能的操作,对一名医学生来说至关重要。熟练掌握无菌技术和外科手术基本技能是判定医学生在外科手术学学习中达到合格的标准,更是完成其他相关临床学科学习及实习的保证。

手术均有一定的创伤性和危险性,而外科手术又具有很强的实践性,必须多学多练才能掌握,所以在手术学实践操作中,多选择腹壁结构和与人体相关度很高的动物。模拟人体的手术操作,通常选用大型动物如犬、猪、羊等。在教学实践中要求学生将动物当作人来对待,培养学生的责任心和严格的无菌观念,使医学生养成良好的科学工作态度和严谨的工作作风,为将来成为一名医德高尚、业务精干、素质良好的医师打下坚实的基础。

第二节　　外科手术学实验教程安排

外科手术学不同于其他医学学科,它是理论和实践高度结合的桥梁学科。"外科手术学"课程需紧密配合手术基本知识的讲授,训练无菌技术和手术基本操作,使学生逐步建立无菌观念并掌握外科手术的基本技能,进一步了解一些常见外科手术的操作。为此,手术学上课方式以学生自己动手在动物离体器官和活体动物机体上进行手术操作训练为主,辅以示教、挂图、电教等教学手段,以达到教学目的。

为了满足教学目的的要求,本书主要介绍无菌技术、外科手术基本操作、外科手术的基本步骤和操作方法等。内容包括:常见外科手术器械及其正确使用方法,外科手术结打结的基本方法和注意事项,外科手术操作中洗手、穿无菌手术衣、戴无菌手套的方法和要求,手术切口消毒、铺无菌手术巾的方法,手术操作中切开、止血、结扎、缝合、剪线等基本技术,阑尾(犬盲肠部分)切除术、脾切除术、小肠部分切除吻合术、静脉切开术等手术的基本操作方法等。

把医学生培养成为合格的临床医生是我们教学的目的和使命。为了拓宽医学生的视野,并使本书体系较完整,特介绍了围手术期处理要点、外科换药的基本操作、心肺复苏、腹腔镜基础、创伤急救基本技术以及与教学相关的动物及其麻醉等相关内容,供学生了解、学习和参考。

第三节 对医学生的要求

外科手术学实验是学生从基础医学到临床医学学科的桥梁课程,也是培养学生实践能力的主要课程,使学生建立无菌观念、掌握外科手术基本技能,了解常见外科手术的基本操作方法。为了达到教学目的,需对学生进行严格要求。

(1) 树立良好的学习态度。作为医学生,首先要明确未来的工作对象是病人,人命关天,生命对于我们每个人来说只有一次,我们必须珍惜和尊重! 在实践中,我们应将实验动物当成手术中的患者,严格按要求规范操作,在操作中严格遵守无菌原则和各项操作程序,应用手术器械时手法要规范,操作过程中防止伤害自己和他人,避免手术中可能出现的差错和污染。注意爱护动物,遵循医学伦理,避免造成动物不必要的伤害和死亡。错误的操作习惯一旦形成就难以改正,良好的态度和操作习惯可以让我们受益终生。

(2) 要有吃苦耐劳、精益求精的精神。外科手术学教授的是无菌术和手术操作基本技术,许多内容前后环环相扣,相辅相成。我们在学习中要勤于思考,善于思考,善于发现问题,通过思考、交流和请教老师,最终解决问题。当然,由于学时关系,只通过课堂学习是远远不够的,我们要在课堂上学习到的手术操作基本原则和基本方法的基础上,再通过课后大量的练习,才能将这些原则和方法熟练掌握,才能为将来的临床学习打下坚实的基础。当然,外科手术更是建立在其他学科的基础之上的,特别是解剖学、微生物学、病理学等,学好相关学科知识是很有必要的,这就要求我们在学习外科手术学的同时,进一步学习和复习相关学科知识,掌握相关组织结构和层次分布,疾病发生的病因、病理等,通过全面了解相关知识,使学习效果更好。

（3）养成良好的学习工作作风。良好的学习工作作风需要长期的实践逐步形成。在学习和工作中应逐步形成严谨、科学的工作作风。

"外科手术学"课程着重强调培养学生的动手能力、实际操作能力、独立工作能力和团队协作能力，因此外科手术学课要求学生从实验准备、动物麻醉、术前准备，到术后用品的整理和卫生清扫都必须参加。

参加外科手术学实践的学生还应做到以下几点：

① 严格遵守上课纪律，在上课前应到达外科手术实验室，做好实验前的准备工作。

② 进入外科手术实验室前，必须按规定更换洗手衣、专用鞋，戴好口罩、帽子后方可进入手术室。

③ 做到术前预习，写好预习报告，明确学习目的和操作方法，并于课前交给老师。

④ 课后复习、巩固相关知识，认真书写手术记录，交给老师。

⑤ 手术实验室内禁止大声喧哗，严禁乱串手术室。

参加实验的学生必须严格遵守手术实验室的各项规章制度。

第二章 无 菌 技 术

　　无菌技术（Aseptic Technique）是临床医学的一个基本操作规范。各种微生物普遍存在于人体和周围环境中。在手术、穿刺、注射、插管、换药等过程中，如不采取一定的措施，这些微生物可通过直接接触、飞沫和空气进入伤口或组织，引起感染。无菌技术即是针对这些感染来源所采取的一系列预防措施，由灭菌法、消毒法和一定的操作规则及管理制度组成。

　　理论上，灭菌是指杀灭一切活的微生物，而消毒则是指杀灭病原微生物和其他有害微生物，并不要求清除或杀灭所有的微生物（如芽孢等）。在概念上要区分清楚灭菌和消毒的差别，在临床实际运用中要关注两者的使用目的和效果。灭菌法是指用物理的或化学的方法清除或杀灭一切活的微生物，包括致病性微生物和非致病性微生物及其芽孢。而消毒法是指用化学方法来消灭病原微生物，例如对手术器械、手术室空气、手术人员的手臂和病人手术区皮肤的消毒。灭菌法所用的物理方法有高温、紫外线、电离辐射等，其中以高温的应用最为普遍。手术器械和应用物品如手术衣、手术巾、纱布和盆、罐等都可采用高温灭菌。电离辐射主要用于药物（抗生素、激素、类固醇、维生素等）以及塑料注射器和缝线的灭菌。紫外线可以杀灭悬浮在空气中、水中及附于物体表面的细菌、真菌、支原体和病毒等，但它不能穿入食物和衣料、被服等纺织物内，一般常用于室内空气的灭菌。用于杀灭病原微生物的化学药物又称消毒剂，理想的消毒剂应能杀灭包括芽孢在内的一切微生物。虽然大多数消毒剂能杀灭包括细菌、芽孢、真菌等在内的一切能引起感染的微生物，但对人体的正常组织亦有较大的损害，所以其使用范围受限，能适用于手术人员及病人皮肤消毒的只有几种毒性很小的药物。对于物品、器械之类的消毒，可根据物品的性质选择不同的消毒剂，以发挥消毒药物的作用和减少不良反应。

　　无菌技术中的操作规则及管理制度是为了防止已经灭菌或消毒过的物品、已进行术前无菌准备的手术人员或手术区再被污染所采取的一系列措施。所有的医务人员都应该严格遵守这些规定，否则不能达到手术无菌的目的。

第一节　常用的灭菌、消毒方法

临床上用于消毒和灭菌的方法有很多,主要有高温蒸汽法、煮沸法、火烧法、紫外线照射法、电离辐射法、超声波法、微波法等物理灭菌消毒法和酒精、戊二醛、甲醛、洗必泰等化学药物消毒法。选用何种灭菌消毒方法主要看需要消毒灭菌的对象是何种物品。

一、物理灭菌消毒法

物理灭菌消毒法在临床上使用极为普遍,主要包括高温蒸汽、煮沸、火烧、紫外线照射、电离辐射、超声波以及微波等方法。

1. 高温蒸汽法

高温蒸汽产生的热力能破坏微生物的蛋白质和核酸,使蛋白质变性、凝固,使核酸解链、崩裂,从而导致微生物死亡。高温蒸汽法临床应用最为普遍,效果也很可靠。高温蒸汽灭菌器可分为下排式和预真空式两类。目前国内使用最多的是下排式灭菌器,其样式也很多,有卧式、立式和手提式等,但基本结构和工作原理基本相同,都由一个具有两层壁的耐高压的锅炉构成。蒸汽进入灭菌器消毒室后,使消毒室内压力和温度急剧升高,当蒸汽压力达到 104.0～137.3 kPa 时,消毒室内温度可达 121～126 ℃,在这种状态下,维持 30 分钟即可杀灭包括芽孢在内的一切微生物。

预真空式蒸汽灭菌器的结构及使用方法与下排式蒸汽灭菌器有所不同。预真空压力蒸汽灭菌器,设有特制的真空泵(抽气装置),在输入蒸汽前先将内部抽成真空,形成 2.0～2.67 kPa 的负压,在输入蒸汽后,蒸汽在消毒室内均匀分布,不仅能迅速透入物品深处,而且对物品不易引起损害。预真空式蒸汽灭菌器工作时,其蒸汽压力可达 170 kPa,消毒室内温度可达 133 ℃,4～6 分钟即可达到灭菌效果。其优点为冷空气排除彻底,灭菌周期短,效率高,对物品的包装要求较宽,现临床采用较多。

高温蒸汽灭菌法主要用于能耐高温的物品,如金属器械、玻璃、搪瓷、敷料、橡胶制品等,不同种类的物品所需的灭菌时间不同。经高温灭菌后的物品,可在无菌包内保持无菌状态 2 周。

使用高温灭菌器要注意的事项:

(1) 需要灭菌的各种包裹体积不宜过大,一般不宜超过 40 cm×30 cm×30 cm。

（2）包裹不宜排列得过密。

（3）预置包内、包外灭菌指示纸带，在压力和温度达到灭菌条件并维持 15 分钟后，指示纸带出现黑色条纹，表明已达灭菌要求。

（4）易燃、易爆物品禁用高温高压蒸汽灭菌法消毒。

（5）瓶装液体灭菌时，要注意只能用纱布包扎瓶口。如需用橡皮塞，应插入针头排气。

（6）已经消毒灭菌过的物品，要注明使用有效期。

（7）高温蒸汽灭菌器应由专人负责管理使用。

2. 煮沸法

煮沸法适用于金属器械、玻璃、搪瓷、橡胶制品等物品。一般在水中煮沸至 100 ℃并维持 15～20 分钟，细菌即可被杀灭，但是带芽孢的细菌至少要煮沸 1 小时以上方可被杀灭。高原地区因为气压较低，煮沸时间需相应延长。可选用压力锅作为煮沸灭菌器，压力锅内的压力一般可达 127.5 kPa，锅内最高温度可达 124 ℃，既节省灭菌时间，也可以达到灭菌效果。

使用煮沸法灭菌要注意的事项：

（1）物品应完全浸泡于水中。

（2）缝线和橡胶类物品应在水煮沸后放入，持续煮沸 10 分钟后捞出即可，煮沸时间过久会影响物品质量。

（3）玻璃类物品应用纱布包好放入冷水中逐渐煮沸，以免爆裂。玻璃注射器应将内芯抽出分别用纱布包好。

（4）为保持沸水温度，容器在煮沸过程中应盖上盖子为妥。

（5）灭菌时间应从水煮沸后开始算起。若中途加入其他物品，应重新开始计算煮沸时间。

3. 火烧法

火烧法常用于废弃的被病原微生物污染的物品、垃圾、尸体等，也用于手术器械的灭菌。将器械放置于搪瓷或金属盘中，倒入 95％酒精少许，点火直接燃烧后也可达到灭菌的目的。火烧法易使手术器械失去光泽，锋利器械变钝，一般不考虑使用，仅在急需等特殊情况下使用。

4. 紫外线照射法

波长为 200～300 nm 的紫外线具有杀菌作用，其中以 265～266 nm 波长的紫外线杀菌能力最强。紫外线能透过石英，但是不能穿透薄纸或玻璃，一般只适用于物品表面和室内空气的消毒。

5. 电离辐射法

X 射线（简称 X 线）、γ 射线和阴极射线等电离辐射，有较高的能量和穿透力，因而也可产生较强的灭菌效应,一般用于数量较大的一次性医用塑料制品的消毒以及对食物和中成药等的处理。

6. 超声波法

超声波是人耳感受不到的频率高于 20 kHz 的声波。它在液体中传播时的声压剧变使液体发生强烈的空化和乳化现象,产生强大的冲击力和负压吸力,可以剥离病毒,并同时杀死细菌、病毒。

7. 微波法

微波灭菌是指利用电磁场的热效应和非热生物效应的共同作用。微波对细菌的热效应是指微波能在微生物体内转化为热能,使其本身温度升高,从而使体内蛋白质变性凝固,进而失去营养和生存条件,最终丧失功能而死亡。微波对细菌的非热生物效应是指微波电场可改变细胞膜断面的电位分布,影响细胞膜周围电子和离子浓度,从而改变细胞膜的通透性能,使细菌丧失营养,结构功能紊乱,从而无法进行正常的新陈代谢,最终因生长发育受到抑制而死亡。微波灭菌法多用于检验室用品、非金属器械、无菌病房的食品用具等的消毒。

二、化学消毒法

能杀死病原微生物的化学药物称作消毒剂。消毒剂一般对人体有毒性,只能外用于皮肤与黏膜伤口、排泄物、周围环境的消毒以及不适于热力灭菌的器械,如锐利器械、内镜和腹腔镜等手术器械的消毒(表 2-1)。

表 2-1　常用消毒剂的种类、浓度及用途

类　别	名　称	浓　度	用　途
重金属盐类	红汞	2%	皮肤、黏膜的小创面消毒
	硝酸银	1%	新生儿滴眼;预防淋球菌感染
氧化剂类	高锰酸钾	0.1%	皮肤、黏膜消毒
	过氧化氢	3%	皮肤、黏膜创口消毒,防止厌氧菌感染
	过氧乙酸	0.2%～0.5%	塑料、玻璃器材消毒
	碘伏(聚维酮碘溶液)	0.5%～5%	皮肤、黏膜消毒
	碘酊	2%	皮肤消毒
	氯	0.2～0.5 ppm(mg/L)	饮水及游泳池消毒
	漂白粉	10%～20%	地面、厕所及排泄物消毒
醇类	乙醇	70%～75%	皮肤消毒及体温计浸泡消毒

类　别	名　称	浓　度	用　途
酚类	石炭酸	3%～5%	地面及器具表面的消毒
	来苏尔	2%	皮肤消毒
醛类	甲醛	10%	物品表面及空气消毒
	戊二醛	2%	精密仪器和器械消毒
杂环类	环氧乙烷	50 mg/L	手术器械、敷料消毒
双胍类	洗必泰	0.01%～0.05%	配成不同浓度,分别用于皮肤、黏膜消毒。术前手的灭菌,腹腔、膀胱等的冲洗
季铵盐类	新洁尔灭	0.05%～0.1%	术前洗手,皮肤黏膜消毒,器械浸泡消毒
酸碱类	碳酸	5～10 mL/m³加等量水	蒸汽进行房间消毒,控制呼吸道感染
	生石灰	加水1∶4或1∶8配成糊状	地面及排泄物消毒
染料	龙胆紫	2%～4%	表浅创伤消毒

第二节　手术人员的分工、位置交换及敷料、器械的传递

一、手术人员的分工

参与手术的全部人员应该是一个紧密合作的团队,每一次手术的圆满成功都是参与手术的团队成员辛勤劳动和集体智慧的结晶。要想使手术能顺利完成,术前应做好认真细致的组织和准备工作。手术人员要分工明确,各司其职,同时又要相互协助,密切配合。参加手术的人员一般由手术者(主刀)、第一助手、第二助手、洗手护士(器械护士)、麻醉师、巡回护士等组成。

(1) 手术者:对手术负有主要责任,是负责手术的主要操作者和组织者,术前应制定手术方案,做到心中有数、从容应对。手术结束前负责检查手术野无异物遗留后才能关闭切口。手术者制定术后医嘱,书写手术记录。若手术者对手术缺乏一定的经验,应在上级医师的指导下进行手术。手术者一般站在手术台的右侧。

(2) 第一助手:简称一助,是手术者的主要助手,负责查对患者病历、化验单、X线片等检查情况、手术体位等,做好切口标记,指导安置患者体位。通常第一助手

应提前洗手,负责患者手术区的皮肤消毒及铺无菌巾单;手术时站在手术者的对面,协助手术者完成手术中的手术野暴露、保护组织、止血、结扎、缝合等。手术结束时负责处理切口。术后在手术者委托下可处理术后医嘱和书写手术记录。

(3)第二助手:简称二助,协助第一助手进行术前准备,手术时通常站在一助的左手位,根据手术需要亦可站在手术者的右手位。术中主要负责协助手术野暴露、擦血、剪线等工作,保持手术野清洁。术后协助包扎切口,护送患者回病房,书写病理检查单、化验单等。

(4)洗手护士(器械护士):最先洗手、穿衣、戴手套,整理好手术器械,协助第一助手消毒铺巾。手术时,通常站在手术者右侧方,负责传递和清理手术中所需的一切器械和敷料。需缝合时,穿好缝针递给手术者。器械护士在手术开始和结束前,均应与巡回护士共同核对器械和纱布等。

(5)麻醉师:负责手术麻醉,术中应密切观察病人反应,记录麻醉情况,若术中出现意外,应立即实施抢救并通知手术者。

(6)巡回护士:负责手术准备和物品供应,打开手术包外层,协助手术人员穿衣,协助洗手护士核对手术台上的器械、纱布和敷料等。

二、手术人员术中位置交换和器械、敷料的传递

在病人手术区皮肤消毒、铺无菌巾单等术前准备工作全部完成后,手术人员均应完成各自的术前准备工作,各就各位,开始手术。手术人员进行手术时,多采取站立位,在特殊部位(如头部、会阴、肛门、肢体等处)手术时,可采取坐位。

手术过程中如需要更换位置,要严格按照无菌原则来进行。若二助与一助交换位置,二助应先后退一步,并向后转,与一助背对背交换位置;若向对侧换位,注意不能绕过麻醉台侧,而应绕过器械台侧,且要面对无菌器械台,不要碰撞他人或有菌的物品。手术人员在手术过程中,如非必要,无需交换位置。学生在进行外科动物实验时,也应严格遵守无菌原则,未经教师同意不得擅自换位或离开手术台。

手术中器械和敷料的传递应严格按照无菌要求进行,传递动作要求准确、熟练和迅速。手术者和助手一般不需自己拣取器械,手术者伸手后,由器械护士负责递送到手术者或助手的手上。用完后放在靠近器械台的地方,由器械护士负责清洁整理。不可随意伸臂横过手术区取器械和敷料;不允许从手术人员的背后传递器械和敷料,而应从手术者手臂下接取;传递器械和敷料不应高于胸部,也不应低于手术台平面;若器械或敷料失落手术台平面以下或传递时高于口罩高度均视为污染,不可取回再用,若为必须使用的器械,则应重新消毒后再用。

第三节　手术人员的术前无菌准备

手术人员的术前无菌准备是避免术后患者伤口感染的先决条件之一。进入手术室的所有人员都必须更换手术室专用的清洁衣裤、鞋帽和口罩。患有急性感染或上呼吸道感染者，严禁进入手术室。

一、一般性准备

手术人员进入手术室，应先换穿手术室专用的清洁胶底鞋或拖鞋，再进更衣室换穿手术室准备好的清洁短袖衣裤、口罩和帽子。上衣扎入裤中，袖口只许遮住上臂的三分之一（肌肉线条明显者能显露三角肌），自身衣服不得外露。如未脱内衣，需将内衣的衣领、衣袖反卷入洗手衣内，勿露于洗手衣外。帽子要遮住全部头发及部分前额，女性尤应注意两侧鬓发。口罩应盖住口、鼻、下颌及两颊，戴口罩时应先将口罩上两根带子扎于顶枕部，下两根带子扎于颈后。剪短挫平指甲，手部装饰物应去除。手臂有皮肤破损或有化脓性感染者，不得参加手术（图 2-3-1）。

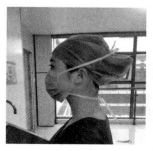
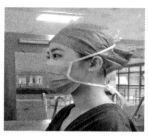
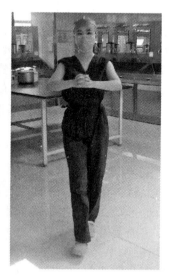

图 2-3-1　洗手前准备

二、手臂的消毒

手臂皮肤表面和皮肤深层如毛囊、皮脂腺等处都有细菌存在。手臂消毒法是指通过机械性洗刷和化学消毒的方法，尽可能地去除双手及双前臂、上臂皮肤表面的暂居菌和部分常居菌，又称外科洗手法（Surgical Hand Scrub）。有资料证明，仅用肥皂洗手可除去皮肤表面沾染的 60%～90% 的微生物，再消毒泡手后可除去皮肤表面的 90%～99% 的微生物。由于手术中常有手套被缝针扎破的现象，手上的微生物会通过手套上的针眼进入手术野，造成伤口的污染或感染，因此，手术人员的术前无菌准备工作对预防术后患者伤口的感染十分重要。临床上的外科洗手法较多，传统的外科洗手法有肥皂水洗手法和氨水洗手法。随着各种高效、低毒的消毒剂的研发、生产和推广，新的消毒洗手法也随之出现。本节主要介绍七步洗手法、肥皂水洗手法和速干性消毒剂洗手法。

1. 七步洗手法

（1）用肥皂和清水按普通方法将手、前臂、肘部、上臂清洗一遍，去除皮肤表面的污物。

（2）七步洗手法洗手掌：流水湿润双手、前臂和上臂下 1/3 处，取洗手液均匀涂抹于手掌、手背、手指、手缝。掌心相对，手指并拢相互揉搓；洗背侧指缝：手心对手背沿指缝相互揉搓，双手交换进行；洗掌侧指缝：掌心相对，双手交叉沿指缝相互揉搓；洗手背：弯曲各手指关节，半握拳把指背放在另一手掌心旋转揉搓，双手交换进行；洗大拇指：一手握另一手大拇指旋转揉搓，双手交换进行；洗指尖弯曲各手指关节：把指尖合拢在另一手掌心旋转揉搓，双手交换进行；洗手腕、手臂：揉搓手腕、前臂和上臂下 1/3 处，双手交换进行。揉搓结束后，手指朝上，肘部朝下，用流水冲洗双手及手臂上的洗手液，让水从肘部最低处流走，避免冲洗时因肘部高于手部使洗手液由肘部流向手部（图 2-3-2）。本部分介绍的是手术时外科手消毒七步洗手法，普通七步洗手法手臂洗至腕部即可。

（3）取一块无菌小方巾擦干手部，然后打开方巾将其对折成三角形，放于手臂上（三角形底边朝手臂，顶部朝指尖方向），另一手指间夹紧下垂的方巾两角，拉紧方巾转动逐渐向上臂方向移动，被擦手臂以反方向转动配合，如此擦干前臂和上臂。将方巾翻折过来，已经擦过的一面相互对合起来，未污染的一面显露在外面，用上述同样的方法擦干另一只手臂。擦手时，方巾只能由手背向上臂方向移动，不可反向，握持方巾的手不能接触方巾已擦过手臂的部分。

（4）涂擦免洗手消毒液，按照上述七步洗手法步骤，但是注意上臂消毒剂涂抹范围略小于洗手范围。

（5）再次用七步洗手法涂擦免洗手消毒液于双手，待干后再穿手术衣，戴无菌手套。

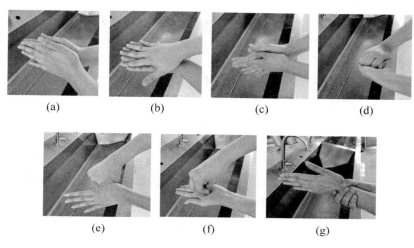

图 2-3-2 七步洗手法

2. 肥皂水洗手法

（1）用肥皂和清水按普通方法将手、前臂、肘部、上臂清洗一遍，去除皮肤表面的污物。

（2）用消毒后的毛刷蘸取已灭菌的肥皂液刷洗双手及手臂，注意刷洗时应按一定的顺序进行，不要漏刷。刷洗时应先刷双手，再刷双前臂，最后刷双上臂。刷洗双手时，要特别注意刷洗甲缘、甲沟、指蹼、手掌等处。刷过上臂的毛刷不应再刷手部。两臂应交替刷洗，刷洗动作应均匀一致，快而有力。刷完后，手指朝上，肘部朝下，用流水冲洗双手及手臂上的肥皂水，让水从肘部最低处流走，避免冲洗时因肘部高于手部使肥皂水由肘部流向手部。更换无菌毛刷，按上述同样的办法刷洗第二遍和第三遍。三遍刷洗完毕约需 10 分钟，后两次刷洗的高度以不超过第一次为准。

（3）取一块无菌小方巾擦干手部，具体方法同上。手臂上的肥皂水一定要擦干，否则会稀释泡手用的消毒液，降低新洁尔灭等阳离子除污剂的灭菌效力。

（4）洗手可大量减少皮肤上的暂居菌，但皮肤深部的常居菌会转移到皮肤表面，因此刷手后还需要用消毒液泡手。泡手既可迅速杀灭细菌，还能使皮肤保持一段时间的无菌状态。常用的泡手消毒液有 75% 酒精、1：1000 新洁尔灭、1：2000 洗必泰等。将手臂浸泡在消毒液中约 5 分钟，浸泡的范围应达肘部以上 6 cm 处，浸泡过程中手不能接触桶口，手臂自桶内取出后应以拱手姿势，让手臂上的消毒液自手经肘部流入桶内。每泡手一次应取出一粒计数子，如桶内无计数子，则表明消毒液已失效，不能再用于泡手消毒。

3. 速干性消毒剂洗手法

速干性消毒剂属于新型消毒剂。目前,国内使用的有碘伏(聚乙烯吡咯酮碘)和诗乐氏(Swashes)等,后者又名灭菌王。

碘伏使用方法:

(1) 用流水及普通肥皂清洁手臂到肘关节上 10 cm,彻底冲净肥皂后,用无菌小毛巾按刷手规则从手指至上臂擦干。

(2) 按洗手规则将手臂分为 3 段:指尖至手腕、手腕至肘关节、肘关节上 6 cm。取无菌盘内浸湿碘伏的纱布依次从指尖到上臂均匀用力涂擦,擦完一段左、右手后再向上一段涂擦,时间约 3 分钟。晾干(约 2 分钟)后即可穿手术衣、戴无菌手套进行手术。取碘伏纱布时不能接触旁边的纱布,以防止未消毒的手污染其他纱布。

灭菌王刷手法包括以下四个步骤:

(1) 用流水将前臂清洗一遍。

(2) 用无菌刷或无菌纱布接取灭菌王 3~5 mL,或用吸足灭菌王的纱布,刷洗双手、前臂、上臂(至肘上 6 cm),时间约 3 分钟,只需刷一遍。

(3) 用流水冲净,用无菌巾或无菌纱布擦干。

(4) 再取灭菌王 3~5 mL 涂抹双手及前臂,待干后再穿手术衣,戴无菌手套。

三、穿手术衣、戴无菌手套

各种手臂洗手法都不能保证手臂的绝对无菌。手臂消毒只能清除皮肤表面的细菌,但是在手术过程中皮肤深部的细菌又会慢慢移到皮肤表面,因此洗手后必须穿无菌手术衣、戴无菌手套,才能进行手术。

1. 穿无菌手术衣

无菌手术衣临床上目前分为两种:对开式手术衣(半包式、后开襟式)和包背式手术衣(全包式、全遮盖式)。

(1) 对开式手术衣的穿戴方法

穿衣者从巡回护士打开的手术衣包中取手术衣一件,远离手术台、其他人和物品,以免污染手术衣。轻轻展开手术衣,找到衣领,提起衣领两角,轻抖松开手术衣,两臂向前提着手术衣(注意手术衣的外面不要对着自己),稍向上抛起,然后迅速将两臂插入手术衣两袖筒内(注意两臂不可外展、不可过肩),由巡回护士站在其身后抓住衣领两角向后拉,帮助穿衣者双手伸出衣袖,并帮其系好背部衣带。然后穿衣者略弯腰,使手术衣腰带悬空,两手交叉后拿住腰带中段(注意手指避免触及衣服外面)顺势递向两侧方,由巡回护士在其身后系好腰带(注意不要触及穿衣者手指)。穿衣时应注意双手不可接触手术衣外面,递腰带时两人的手不能相互接触,穿衣时双手不可举过头或伸向两侧(图 2-3-3)。

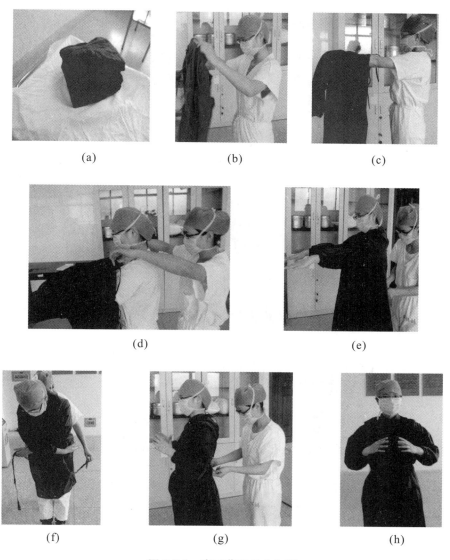

图 2-3-3　穿无菌手术衣步骤

（2）包背式手术衣的穿戴方法

包背式手术衣穿戴方法的前半部分和对开式手术衣一样。手臂消毒晾干后，穿衣者从巡回护士打开的手术衣包中取手术衣一件，远离手术台、其他人和物品，以免污染手术衣。轻轻展开手术衣，找到衣领，提起衣领两角，轻抖松开手术衣，两臂向前提着手术衣（注意手术衣的外面不要对着自己），稍向上抛起，然后迅速将两臂插入手术衣两袖筒内平举伸直(注意两臂不可外展,不可过肩)。由巡回护士在身后协助拉紧衣带,穿衣者双手伸出袖口,同时巡回护士拉开手术衣衣领两角并系好衣领和背部衣带。穿衣者带好无菌手套,解开手术衣腰部衣带的活结,捏住与三角部相连的腰带,递给器械护士或由巡回护士用无菌持物钳接取,将腰带由穿衣者身后绕到前方,或穿衣者原地自转一周,接传递过来的腰带并于胸前系好(图 2-3-4)。

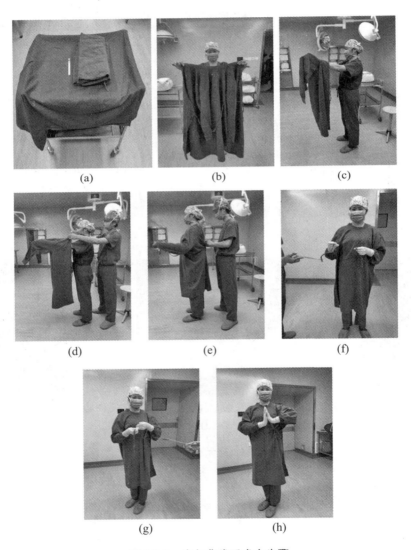

图 2-3-4 穿包背式手术衣步骤

2. 戴无菌手套

目前国内大多数医院都使用经高压蒸汽灭菌的干手套或一次性无菌手套。无菌手套在灭菌前,均将手套腕部翻卷向外,便于手术人员提取。因此未戴手套的手只能接触手套的内面,不能接触手套的外面。干手套的戴法简要介绍如下:

戴手套者在取出无菌手套后,双手交替捏住手套的翻折部,轻抖手套,使其外层滑石粉洒落于双手的手掌和手背上,以减少戴手套时的阻力。将两只手套分开,认清左右手后对合,左手大拇指和食指放入右手套内,其余三指放在左手套外侧,捏住两手套翻折部,右手大拇指弯曲,其余四指并拢,插入右手套内,此时将左手食指上抬,右手四指下压,使手套与皮肤分开,顺势右手前伸、左手上拉,然后将左手食指于指套内转至右手小鱼际侧下压,右手上抬、前伸,待四指进入指套后,将大拇指插入,左食指可在右手套内旋转协助戴好右手套。用右手除大拇指外,其余四指插入左手手套的掌侧翻折部,协助左手戴上手套,再分别将左右手手套的翻折部翻回,盖住手术衣袖口。也可以先戴左手、后戴右手,戴法基本相同。最后用无菌盐水冲洗掉手套外面的滑石粉。戴手套时应注意未戴手套的手只能接触手套的内侧,不能接触外侧;戴好手套的手只能接触外侧,不能接触内侧。若戴好手套后手术尚未开始,可将手放入胸前保护兜内,双手只能在肩部以下、腰部以上、腋前线前内侧活动,不得随意下垂、放在腋下或背后;戴手套时,应根据自己手的大小选择合适的手套。术中若手套有破损,应立即更换(图 2-3-5)。

戴湿手套的方法已很少使用。戴法是先从装有无菌清水的盆里取出无菌手套,一只手伸入手套后稍抬高手掌部,使手套里的积水沿腕部流出。然后将手指伸入另一只手套的翻折部,协助戴好另一只手套,再抬高手掌部使水流出。注意,此时应先戴手套再穿手术衣,穿好手术衣后再将手套翻折部拉到袖口上。

四、紧急手术时的无菌准备

在紧急情况下,如果来不及按常规洗手法洗手,可用简易洗手法。用 3%～5%碘酊棉球涂擦手及前臂,再用 70%酒精棉球擦去碘酊。戴无菌干手套,再穿无菌手术衣,将手术衣袖口盖在手套腕部外面,由器械护士用无菌纱布将袖口扎紧或再戴一副无菌手套。

五、连台手术时的无菌准备

如果在完成一台手术后还需继续做下一台手术,应在手术后先冲洗掉手套上的血渍,如手套未破,可不必重新刷手,只更换手术衣及手套即可。方法:先脱手术衣,后脱手套。脱衣时,先由巡回护士解开背部的衣带,将手术衣由背向前反折脱去,使手套的腕部随之翻转于手上,用戴手套的右手将左手手套脱至手掌部,再用左手指脱去右手手套,最后用右手在左手掌部推下左手手套。脱手套时不要使手套外面触及皮肤。将手臂浸泡 75％酒精或 1：1000 新洁尔灭溶液中约 5 分钟,再穿无菌手术衣、戴无菌手套。若前一次手术为污染手术,则应重新刷手泡手;若口罩、帽子已湿,也需要更换。

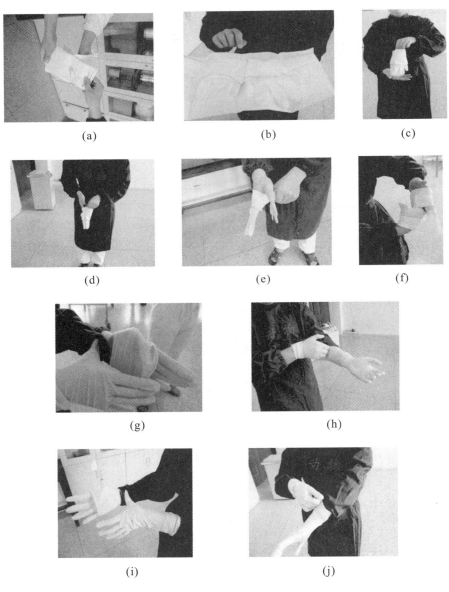

图 2-3-5　戴无菌手套方法

第四节　病人手术区的准备

手术区皮肤的消毒准备是外科无菌操作的主要环节之一,其目的是消灭拟作切口部位及其周围皮肤上的细菌,防止细菌进入切口。

一、一般性准备

对择期手术患者,手术前应对其手术部位皮肤进行清洗、剃毛,消除皮肤上的附着物,如用汽油或松节油清洗皮肤上较多的油脂或胶布粘连的残迹等。皮肤清洗、剃毛应在指定的区域进行,剃毛时间以接近手术时间为最佳。

(1)在病情允许的情况下,择期手术患者术前一天应沐浴更衣,用温肥皂水洗净皮肤,尤其是手术切口部位的皮肤。要特别注意清除脐部及会阴部位的积垢。

(2)头部手术应剃除部分或全部头发,胸部或上肢手术应提前剃除腋毛,腹部手术术前应剃除阴毛。

(3)如果非急诊手术患者拟作切口部位的皮肤出现红疹、毛囊炎、疖肿等炎症,应延期手术,以避免切口感染。

(4)烧伤后或其他病变的肉芽创面在施行植皮手术前,应换药以尽量减少分泌物和感染。

二、手术区的皮肤消毒

1. 消毒处理

(1)消毒前需检查消毒区皮肤的清洁情况,观察局部有无红疹、毛囊炎、疖肿等炎症。

(2)用消毒液消毒皮肤。用 1∶1000 的洗必泰或 1∶1000 的新洁尔灭消毒 3 遍;如用碘酊或碘伏消毒皮肤,则先用 3% 碘酊涂抹 1 遍,待变深色后用 75% 酒精涂擦 2~3 遍,擦去全部碘酊。面部皮肤、口腔、肛门、外生殖器处以及婴儿不宜使用碘酊消毒。

2. 消毒方法

对大手术野的皮肤消毒多采用平行或叠瓦式消毒,而小手术野的皮肤消毒则采用环形或螺旋形方式消毒。

3. 消毒顺序

清洁切口皮肤消毒应从切口中心位置开始向外周涂擦消毒,而污染或感染创面、会阴及肛门部位的皮肤消毒应从外周开始消毒,逐渐向感染部位、会阴、肛门处涂擦。

4. 消毒液的选择

成人头部及躯干四肢手术一般选用 3%～4% 碘酊消毒皮肤,待碘酊干燥后再用 75% 酒精脱碘(黏膜、肛门、会阴部位及面部等手术除外)。成人面部手术选用 75% 酒精消毒,口腔及鼻部黏膜消毒可用 0.5% 碘伏或 2% 红汞。婴幼儿皮肤消毒一般选用 75% 酒精或 0.75% 的碘酊,婴儿会阴、面部手术选用 0.3%～0.5% 碘伏消毒。

在做病人手术区域皮肤消毒时,应注意以下几点:

(1) 消毒时,应由手术区中心部位向四周涂擦。若为感染伤口或肛门等处,则应自外周向感染区或肛门涂擦;已接触污染部位的消毒纱布,不应再返回清洁处。

(2) 消毒者不能与未消毒物品及患者皮肤接触,也不能接触器械台上的任何物品。消毒完毕后,消毒碗和消毒钳不能放回手术器械台。消毒者在用蘸有消毒液的棉球或纱布涂擦时,要稍用力,以便增加消毒剂的渗透力。

(3) 手术区皮肤消毒范围包括手术切口及以切口为中心的周围 15 cm 以上的区域,若术中有延长切口的可能,消毒范围应适当扩大。

(4) 不同部位的手术选用的消毒液和消毒范围亦不同。

(5) 通常病人的手术区域皮肤消毒工作由第一助手完成,因此一助在洗手、泡手以后,不应同其他手术人员一样立即穿无菌手术衣、戴无菌手套,而是应直接进入手术室,站在病人的右侧(以腹、胸部手术为例),在器械护士的帮助下完成皮肤消毒和随后的铺巾工作。待消毒铺巾后,再泡手 1 分钟后穿无菌衣、戴无菌手套。

5. 消毒范围

(1) 头颈部手术:头部手术皮肤消毒范围包括头和前额。口及唇部手术皮肤消毒范围为面、唇、颈及上胸部。颈部手术皮肤消毒范围上自下唇,下至乳头,两侧至斜方肌前缘。

(2) 胸部手术:锁骨部位手术应消毒上自颈部下缘、下至上臂上 1/3 处和乳头上缘、两侧过腋中线范围内的皮肤。乳癌根治手术皮肤消毒范围上自锁骨及上臂,下至脐部平行线。

(3) 腹部手术:上腹部手术皮肤消毒应上自乳头连线水平,下至耻骨联合,两侧至腋中线。下腹部手术皮肤消毒范围上自剑突水平,下至大腿上 1/3,两侧至腋中线。

(4) 会阴部手术:包括耻骨联合、肛门周围、臀部及股部。

(5) 四肢手术:消毒范围上下各超过一个关节。

图 2-4-1 显示不同手术部位的皮肤消毒范围,供参考。

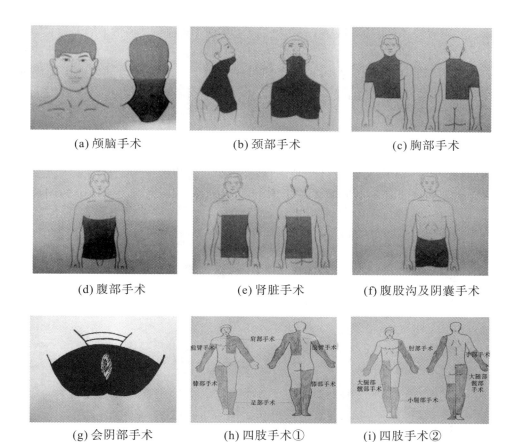

(a) 颅脑手术　　　　　(b) 颈部手术　　　　　(c) 胸部手术

(d) 腹部手术　　　　　(e) 肾脏手术　　　　　(f) 腹股沟及阴囊手术

(g) 会阴部手术　　　　(h) 四肢手术①　　　　(i) 四肢手术②

图 2-4-1　不同手术部位的皮肤消毒范围

三、铺无菌巾单

铺无菌巾单的目的是遮盖住除手术切口需暴露的皮肤之外的其他部位，以避免和尽量减少术中污染的可能性。

铺无菌手术巾单的方法如下（以腹部手术为例）：

（1）第一助手在完成洗手、泡手后，进入手术室，站在手术台的右侧。器械护士在完成洗手、穿衣、戴手套等无菌准备后，打开手术包（外层由巡回护士打开），协助一助完成手术区域的皮肤消毒工作。再打开治疗巾，将其 1/4 折叠后递给已消毒完毕的一助。一助双手拿住折叠的一侧，放在靠近切口部位（铺巾时要求折叠的 1/4 面朝下贴近皮肤），依次铺完四块治疗巾。四块治疗巾的铺放顺序为：第一块先盖住切口的下方（相对不洁区，如会阴部、下腹部），第二块盖对侧，第三块盖切口上方,第四块盖靠近自己这一侧。如果已穿手术衣,则应先盖自己这一侧,以保护手术衣的无菌。一助在接器械护士递过来的治疗巾时不能碰到器械护士的无菌手套。

（2）铺好四块无菌治疗巾后,用四把巾钳将其固定,避免术中治疗巾滑动或滑脱。使用巾钳时不能夹住皮肤,也不要使巾钳上翘。无菌治疗巾铺好就不能随便移动位置,如果发现位置需要调整时只能由内向外,不能由外向内,否则需用无菌手术巾重新铺巾。一助在铺好无菌治疗巾后,再进行外科手消毒处理,然后穿无菌手术衣,戴无菌手套准备手术。

（3）由手术者或二助协助器械护士铺中单和大洞单。铺单时应注意保护自己的双手,避免碰到其他未消毒的物品(如输液架等),可将戴无菌手套的双手保护在无菌单内。按先下后上的顺序铺好中单,最后铺大洞单。先将大洞单上的洞对准手术野皮肤,打开洞单,先上后下铺好。洞单的上端应盖过麻醉架和头部,下端要盖住病人足部,双侧应下垂超过手术台边 30 cm 以上(图 2-4-2)。

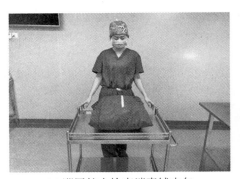

(a) 巡回护士检查消毒铺巾包

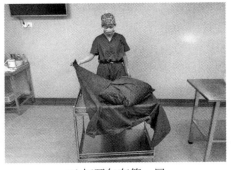

(b) 打开包布第一层

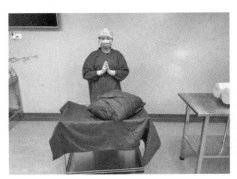

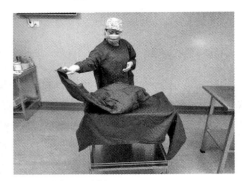

(c) 器械护士打开包布第二层,先打开对侧

图 2-4-2　消毒、铺巾

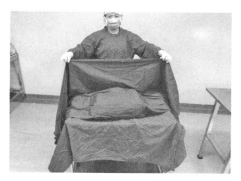

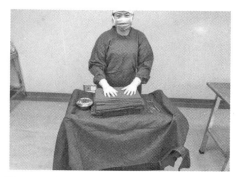

(d) 器械护士打开包布第三层，先打开近身侧

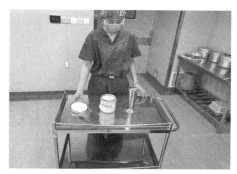

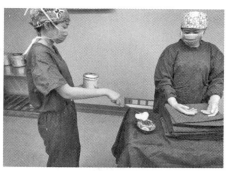

(e) 巡回护士水平移开纱布缸缸盖，翻转向上

(f) 夹取纱布

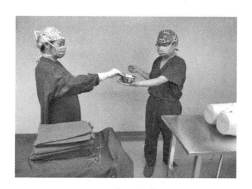

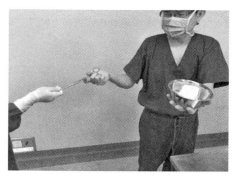

(g) 传递换药碗

(h) 传递卵圆钳

图 2-4-2　消毒、铺巾（续）

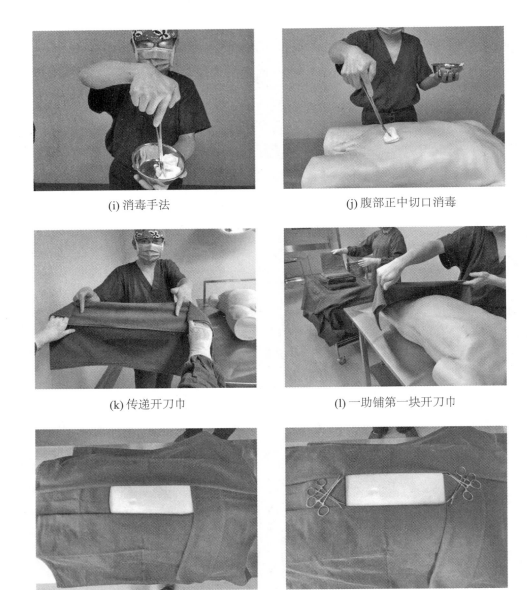

(i) 消毒手法　　　　　　　　　　　(j) 腹部正中切口消毒

(k) 传递开刀巾　　　　　　　　　　(l) 一助铺第一块开刀巾

图 2-4-2　消毒、铺巾(续)

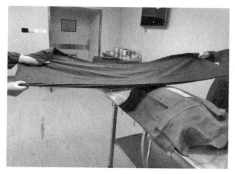

(o) 器械护士和二助铺第一块中单

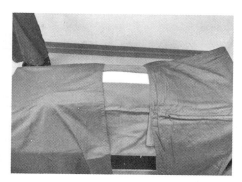

(p) 铺第二块中单

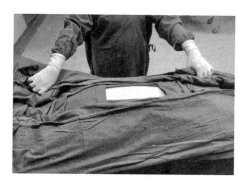

(q) 对开无菌洞单

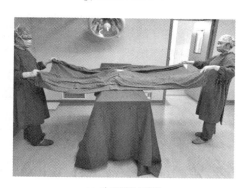

(r) 向两侧展开

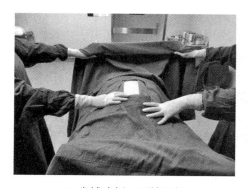

(s) 先铺头侧，再铺尾侧

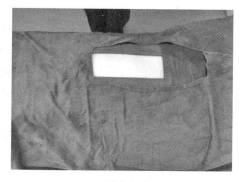

(t) 铺巾完成

图 2-4-2　消毒、铺巾(续)

（4）无菌单铺完后，手术人员即可各就各位，靠近手术台站好，准备手术。

第五节　手术进行中的无菌原则

在手术过程中,手术用的器械和物品都已消毒、灭菌,参与手术的人员以及患者手术区的皮肤都已经过严格的术前准备处理,严格的术前准备工作为手术本身创造了优良的无菌操作环境。但是,要想手术从开始到结束始终保持优良的无菌环境,必须有一定的规章制度来约束所有参与手术人员的术中行为,否则已经灭菌、消毒的器械和物品以及手术无菌区域仍有可能受到污染,从而可能导致术后感染,有时也可因此导致手术失败,重者甚至危及患者的生命。这种所有参与手术的人员都必须遵守的规章制度,称为手术无菌操作规则,所有参与手术的人员必须严格遵守无菌操作原则来保持已建立的无菌环境。

手术进行中的无菌环境除了要求手术室内的空气和物品保持无菌外,手术无菌台的合理摆放以及在手术过程中的规范使用也是保持手术过程无菌环境的重要条件之一。

一、手术无菌台的摆放和使用

无菌台用于放置手术器械和其他无菌物品。手术无菌台多为四轮方形推车,台面三方有栏边。准备无菌台时要根据不同类型的手术选用合适的无菌台。

1. 手术无菌台的摆放

(1)巡回护士将手术包放在器械台上后,用手捏包布外面打开第一层,将台面四周完全覆盖。打开包布时,身体离开无菌台 10 cm,未穿戴无菌手术衣和手套时,手臂不可跨越台面无菌区。

(2)器械护士穿戴好无菌手术衣及无菌手套后,打开手术包内层,将器械按使用次序分类摆放在无菌台上。

(3)若为备用的无菌器械台,要用无菌中单覆盖。

2. 手术无菌台使用注意事项

(1)无菌台应当日准备,备用的无菌台超过 4 小时后不可再使用。

(2)无菌台边缘下被视为有菌区域,手术人员不得用双手扶持无菌台边缘。无菌台上掉下的器械不得再用,如必须使用,需重新消毒或更换。

(3)手术过程中,器械护士应及时清理无菌器械台上的器械和物品,保持台面的整洁有序。术中污染的器械和物品应放置在弯盘等容器内,不得与其他器械接触。

（4）台面如果被血迹或水浸湿,应及时加盖干燥的无菌巾单,保持台面的无菌状态。

（5）无菌台仅对当台手术而言是无菌的。若进行连台手术时,必须更换无菌手术台。

二、手术中无菌操作原则

（1）手术人员洗手消毒后,手和手臂不可再接触任何未经消毒的物品,穿无菌手术衣戴无菌手套后,双手不能在其肩部以上、腰部以下及背部等区域活动,也不可触及手术台边缘以下的布单;手术者更不可靠墙而立或坐靠在未经消毒灭菌的地方。

（2）器械和敷料不可自手术人员背后传递。无菌物品一旦失落手术台外,不可拾回再用,应由巡回护士拾取洗净经重新消毒后方可使用。术中若无菌单湿透,其无菌隔离作用不再完整,应立即加盖干燥的无菌巾单。

（3）皮肤切开、缝合或延长切口前,均需用70%酒精或1:1000新洁尔灭涂擦消毒皮肤一次。

（4）术中手套如有破损或碰到有菌物品,应立即更换。前臂或肘部触及有菌物品,应立即更换手术衣或加套无菌袖套。

（5）切开空腔脏器前应用纱布垫保护周围组织,防止或减少周围组织被污染。被污染的器械和其他物品应另放一盘内,不能重复用于无菌区。

（6）手术人员采取站立位时,头部不能过低,以免影响他人视线;术中如口罩、帽子、眼镜等有问题,应请巡回护士等他人协助处理。

（7）手术间门窗应关闭,尽量减少人员走动,降低感染的概率。

（8）参观手术的人员不得过于靠近手术人员,也不得站的太高。

（9）手术开始前要仔细清点器械、敷料、缝针和缝线等,手术结束时要认真检查胸、腹腔等体腔,待核对器械、敷料、缝针和缝线等数量无误后,方可关闭切口。

（10）手术室不应开窗通风,也不可用电扇,室内空调机风口也不能吹向手术台。

第六节　手术室布局及管理

手术室是一个复杂的多专业合作的综合整体。完整的手术室应包括卫生通过用房（更衣室、淋浴间、风淋室等）、手术用房、手术辅助用房等。手术室应划分限制区、半限制区和非限制区。限制区包括无菌手术间、洗手间、无菌室、贮药室等；半限制区包括急诊手术间或污染手术间、器械敷料准备室、麻醉准备室、消毒室等；非限制区包括办公室、休息室、更衣室、标本间、污物处理间、麻醉复苏间等。手术室的布局设计应符合手术功能流程以及洁污分区要求，一般有三条出入路线：工作人员出入路线、患者出入路线、器械和敷料等供应路线。各线路间应尽量做到隔离，避免交叉感染。

　　保持手术室内的洁净环境必须要有严格的管理制度。当一间手术室需要连续做多个手术时，应先做无菌手术，然后做污染或感染手术。每次手术结束后和每天工作结束后，都应该及时清洁室内地面，清除污液、血渍、敷料以及其他杂物。手术室内一般有湍流式或层流式冷暖空气调节设备，调节室内温度保持在 24～26 ℃，湿度保持在 50% 左右。但是在每次完成手术室清洁工作以后，应开窗通风 1 小时。普通手术完成后，手术室内可采用乳酸熏蒸消毒法进行消毒。100 m^3 的空间可用 80% 的乳酸 12 mL 倒入锅内，并用酒精灯于锅下加热使其蒸发。蒸发完毕后关闭门窗 30 分钟后再打开门窗通风。对于特殊手术，如绿脓杆菌感染手术后，应先用乳酸消毒室内空气，1～2 小时后进行清洁卫生处理，用 1∶1000 苯扎溴铵溶液擦拭室内物品，然后开窗通风 1 小时。破伤风、气性坏疽类手术后，可用 40% 甲醛溶液消毒手术室，12 小时后开窗通风。对 HBsAg 阳性的患者手术后，手术台和地面等可用 0.1% 次氯酸钠水溶液泼洒，半小时后进行清洗和清拭，也可用 5% 碘伏清拭或紫外线照射消毒。紫外线照射消毒一般照射距离距地面不超过 2 m，照射时长不低于 2 小时，紫外线照射功率不低于 1 W/m^2。

　　凡进入手术室的人员，均应自觉更换手术室专用的衣、帽、鞋和口罩。每台手术参观人员不宜超过 2 人。患有急性感染性疾病，尤其是上呼吸道感染者，不得进入手术室。

第三章　围手术期处理

　　围手术期（Perioperative Period）是指从确定手术治疗时起，至与本次手术有关的治疗基本结束为止的一段时间。围手术期处理是为了取得最佳的手术治疗效果，对拟手术治疗的病人在术前、术中和术后不同阶段给予一系列配合手术所必需的处理。手术是外科治疗的重要手段，也是取得治疗效果的关键环节，但是手术和麻醉都具有一定的创伤性，完善的术前准备，可使病人具有充分的心理准备和良好的机体条件，以便术中更安全地耐受手术。积极的术后综合治疗措施可减少并发症的发生，加速机体各器官生理功能的恢复，使病人早日康复。围手术期处理包括术前准备、术中处理和术后处理三个阶段。做好围手术期处理，可以提高手术的安全性，降低手术死亡率，减少术后并发症，缩短术后恢复期。随着围手术期处理的进展，外科手术范围得以扩大，手术复杂程度逐渐增加，从而促进外科学的发展。一次本应成功的手术，完全可以毁于术前准备的微小疏忽或失败于术后处理的不当。因此，外科医生要像认真对待手术操作一样，重视外科围手术期的处理。

第一节　手术前准备

　　术前准备（Preoperative Preparation）是指从决定病人手术到病人进入手术室之前这一段时间对病人的处理，包括对病人的正确评估和术前必需的准备。术前评估包括对疾病准确的诊断和对病人心理状态和生理状态的充分了解，综合评价手术的安全性，从而选择合适的手术时机。术前尽可能调整失衡器官的功能，提升器官的代偿能力，提高病人耐受手术和麻醉的能力。

一、术前评估和手术时机的选择

　　病人入院后，首先应详细询问病史，进行全面的体格检查、必要的实验室检查和影像学检查，对疾病做出准确的诊断。通过系统的检查，充分了解病人的心理、生理、营养状态，尤其是各个器官的形态及生理功能的变化，了解对病人病情有潜在影响的所有因素,特别是重要系统(器官)的并存病,从而评估实施手术的安全性,对拟采用的手术方式和必要的术前准备做出正确的决定。

病史采集应详细,特别注意与现患疾病相关的病史、出血性疾病史、使用药物及过敏史等。体格检查应认真仔细,对于危重病人应有侧重,以争取诊断和治疗时间。对于健康状况较好、手术对其生理影响较小的病人,只需常规实验室检查即可;但对一般情况较差、手术对其影响较大的病患,应根据实际情况对其进行心、肺、肝、肾、内分泌、免疫等功能测定,并根据病情选用 B 超、X 线、CT、磁共振、核素扫描、内窥镜或选择性动脉造影等特殊检查方法对有关部位或脏器进行检查。

在对疾病外科治疗时,应根据疾病的性质和程度、病人全身情况、重要脏器功能状况以及手术对生理功能的损害等综合评价手术的安全性,从而选择手术的时机。

(1)病人全身状况良好,无重要脏器功能损害,疾病影响程度局限,手术损害较小,手术安全性较大,无需特殊准备。

(2)病人全身情况尚可,重要脏器功能代偿,疾病对机体影响较大,手术损害较大,手术安全性为中等,通过相应术前准备可进行手术。

(3)病人全身情况不良,重要脏器功能损害较严重,疾病影响程度广泛,手术损害大或必须急症手术时,安全性较小,必须进行充分的术前准备,调整机体代偿功能,应尽量选用手术范围小的术式缓解病情,再考虑二期手术。

术前准备与疾病的轻重缓急、手术范围的大小有密切关系。按照手术的期限性,大致可分为三种:急症手术、限期手术、择期手术。

(1)急症手术:病情危急,需要在最短时间内,甚至争分夺秒进行紧急手术,例如脾破裂、窒息、胸腹腔内大血管破裂等。

(2)限期手术:某些手术时间虽可选择,但有一定限度,不宜过久以免延误手术时机,例如各种恶性肿瘤根治术。

(3)择期手术:一般慢性疾病,可在做充分术前准备的同时,选择对病人较合适的时间进行手术,如良性肿瘤切除术、腹股沟疝修补术等。

病人对手术的耐受力,可以归纳为两类:耐受力良好和耐受力不良。

(1)耐受力良好:指外科疾病对全身的影响较少,或有一定影响,但易纠正;病人的全身情况较好,重要器官无器质性病变,或其功能处于代偿状态。术前只要进行一般性准备。

(2)耐受力不良:指外科疾病已经对全身造成明显影响;病人全身情况欠佳,或重要器官有器质性病变,功能濒于或已有失代偿的表现。这一类病人需做积极和细致的特殊准备,待全身情况改善后,方可施行手术。

二、术前一般准备

主要包括手术病人心理准备和生理准备。

1. 心理准备

恐惧、紧张、焦虑等情绪,手术的必要性、危险性、可能取得的效果,可能发生的并发症,术后的恢复过程和预后等这一切都是患者心中的纠结,医务人员应通过沟通让病人和家属充分了解手术的必要性、危险性和预后,关怀和鼓励病人,消除病人恐惧、紧张、焦虑等情绪。在与病人、家属做好沟通的基础上,取得病人家属的信任和同意,由家属在知情后签署手术同意书并协助做好病人的心理准备,让病人和家属以积极的心态配合手术。

2. 生理准备

(1) 适应手术后变化的锻炼:如体位训练,练习床上大小便,学习正确的咳嗽、咳痰方法等。有吸烟习惯的病人,术前 2 周应停止吸烟。

(2) 患者全身状况的调整:包括输血、补液,纠正水、电解质和酸碱失衡,补充热量、蛋白质和维生素等。凡有水、电解质和酸碱平衡失调或贫血者,应于术前予以纠正。手术创伤和术后饮食限制等会造成病人消耗增加,热量、蛋白质和维生素的摄入不足,直接影响组织修复和创口愈合,削弱机体防御感染的能力,因此对于择期和限期手术的病人应根据实际情况,通过口服或静脉途径补充足够的热量、蛋白质和维生素。这样可减少机体不必要的分解代谢,有利于术后机体的恢复。

(3) 胃肠道准备:为了防止麻醉或手术过程中呕吐而引起窒息或吸入性肺炎,成人术前 8～12 小时禁食,术前 4 小时开始禁水。胃肠道手术者,术前 1～2 天开始进食营养丰富的少渣食物。幽门梗阻病人,术前进行洗胃;施行结直肠手术的病人,术前 3 日起做肠道准备,包括流质饮食、口服肠道制菌药物,酌情在手术前一天晚上及手术当天清晨做清洁灌肠,以减少术后并发感染的概率。

(4) 预防感染:术前应采取多种综合措施提高机体的抵抗能力,处理已发现的感染灶;手术病人术前应避免与已感染者接触;严格遵守手术室无菌操作原则,手术操作应轻柔以减少组织损伤,这些措施都是预防感染的有效方法。必要时需应用抗生素,如:

① 涉及感染病灶或切口接近感染区域的手术;

② 肠道手术;

③ 操作时间长,创面大的手术;

④ 开放性创伤,创面已污染,清创间隔时间长或难以彻底清创;

⑤ 恶性肿瘤手术;

⑥ 涉及大血管的手术;

⑦ 植入人工制品的手术;

⑧ 器官移植术。

（5）术前一日准备:术前对手术病人进行药物敏感试验、血型鉴定及配血等。为了保证手术的成功,手术人员应对有关技术问题做好充分准备。麻醉的好坏也直接影响到手术的效果甚至可能危及到病人的安全,因此选择合适的麻醉方法,做好必要的麻醉准备,确保手术安全。手术中可能用到的药品和器械是保证手术顺利成功的要素,术前也应做好充分的准备。充分有效的术前准备是手术成功的关键。

手术前夜保证病人良好的睡眠,必要时可给予镇静剂。如发现病人有与疾病无关的体温升高,或妇女月经来潮等情况,应推延手术。因疾病原因或手术需要的患者,应于术前留置胃管。进手术室前让病人排空尿液,估计手术时长或施行盆腔手术者应留置导尿管,使膀胱处于空虚状态。

三、特殊病人的准备

1. 老年病人

老年病人应激能力下降,器官功能减弱,术后易合并感染,在休克的情况下容易发生多系统器官功能衰竭,应特别注意。术前应尽可能有足够的准备时间,调节心、肺、肝、肾功能,纠正水、电解质和营养失衡,使机体趋于正常生理状态,并注意预防感染,以保证病人能安全耐受手术和进行术后康复。

2. 营养不良

营养不良的病人常伴有低蛋白血症,多与贫血和血容量减少合并存在,导致耐受失血、休克等能力下降。低蛋白血症可导致组织水肿,影响伤口愈合,营养不良时机体免疫力低下容易并发感染。一般血浆白蛋白值为 $3.0\sim3.5$ g/L,术前应注意补充富含蛋白质的饮食;如果低于 3.0 g/L,应视病人具体情况,给予要素饮食或全胃肠道外营养,必要时输注白蛋白制剂,争取在短期内纠正低蛋白血症。同时补充充足的热量、蛋白质和维生素等。

3. 心血管疾病

心血管疾病严重影响病人手术的耐受能力,伴有心血管疾病的病人,施行手术的死亡率无疑将高于非心血管疾病患者,术前可根据 Goldman 心脏风险指数进行评估手术风险。对于心血管疾病患者,应做到:

（1）心力衰竭病人应在病情控制 $3\sim4$ 周后再考虑手术。

（2）急性心肌梗死病人发病后 6 个月内不宜施行择期手术。

（3）6 个月以上无心绞痛发作者,可在严格监护下手术。

（4）心律失常病人如为偶发性室性期前收缩可不做特殊处理;如有心房纤颤

伴有心室率增快或确定为冠心病并出现心动过缓者,都应内科治疗,尽可能使心率控制在正常范围内后再行手术。

（5）高血压病人在术前应选用合适的降压药物,使血压稳定控制在一定水平（但并不要求降至正常）。

（6）有心、肾并发症者,需待情况改善后再手术。

4. 呼吸系统疾病

呼吸功能不全的主要表现为轻微活动后即出现呼吸困难。哮喘和肺气肿是两个最常见的慢性阻塞性肺功能不全疾病。凡有呼吸功能不全的病人,术前都应做血气分析和肺功能检查。

对于伴有呼吸系统疾病的手术病人,必须做好相应的术前准备:

（1）急性呼吸系统感染病人,若为择期手术应推迟 1～2 周,感染控制后才施行手术;若为急症手术需应用有效抗生素并避免吸入麻醉。

（2）呼吸功能不全病人应做肺功能检查和血气分析。评价肺功能不全的程度分为肺功能轻度不全（氧分压≤60 mmHg,氧饱和度≤90%,二氧化碳分压≥48 mmHg,最大通气量≤70%）和肺功能重度不全（氧分压≤50 mmHg,氧饱和度≤84%,二氧化碳分压≥53 mmHg,最大通气量≤60%）。出现呼吸功能不全的病人应经积极内科治疗,改善肺功能后才能施行手术。

（3）术前注意训练病人深呼吸和咳嗽、咳痰,以增加肺通气量,并可通过体位引流或黏液溶解剂,消除或排出呼吸道分泌物。

（4）有支气管痉挛者用支气管扩张剂。经常哮喘发作的病人,可口服地塞米松等药物,以减轻支气管黏膜水肿。痰液稠厚的病人,可采用雾化吸入,或口服药物使痰液稀薄,易于咳出。合并感染者应使用有效抗生素。

5. 肝脏疾病

肝炎和肝硬化是最常见的肝疾病。手术病人术前都应常规做各项肝功能检查,以便发现事实上存在的肝功能损害。有肝功能损害的患者,必须做好充分的术前准备:

（1）肝功能轻度损害一般不影响手术耐受力,但肝功能损害严重或失代偿者,手术耐受力显著下降,手术危险大。术前应进行积极内科治疗,待肝功能改善后方能施行手术。

（2）患活动性肝炎的病人,肝功能严重损害表现为营养不良、腹水、黄疸的病人,除急症外一般不宜手术。经积极的内科治疗后,待病情稳定好转及肝功能改善后再考虑是否手术。

6. 肾脏疾病

麻醉和手术均会加重肾脏的负担。对准备施行大、中型手术或肾病病人,术前应常规检查肾功能(表 3-1)。

表 3-1　肾功能损害程度

测定法	肾 功 能 损 害		
	轻度	中度	重度
24 小时肌酐清除率(mL/min)	51～80	21～50	≤20
血清尿素氮(mmol/L)	7.5～14.3	14.6～25.0	25.3～35.7

根据血清尿素氮和 24 小时肌酐清除率的测定值,肾功能的损害可分为轻、中、重三度。

(1) 轻度:血清尿素氮(BUN)为 7.5～14.3 mmol/L,24 小时肌酐清除率(Ccr)为 51～80 mL/min。

(2) 中度:BUN 为 14.29～24.99 mmol/L,Ccr 为 21～50 mL/min。

(3) 重度:BUN 为 25～35.7 mmol/L,Ccr≤20 mL/min。

肾功能损害程度愈重,手术耐受力愈差。对于轻、中度肾功能损害病人,经过适当的内科疗法处理,都能较好地耐受手术。术前应尽量改善肾功能,如补足血容量,纠正水、电解质和酸碱平衡失调,避免使用损害肾脏的药物等。而重度肾功能损害者有时需要在有效的透析疗法治疗后才能施行手术。

7. 糖尿病

糖尿病病人手术耐受力差,容易出现酸中毒及昏迷,术后易发生化脓性感染和败血症。术前应评估其糖尿病慢性并发症和血糖控制情况。可通过饮食控制及胰岛素治疗,使血糖稳定在轻度升高水平(5.6～11.2 mmol/L)较为适宜,此时尿糖为+～++,既不会因胰岛素过多而发生低血糖,也不会因胰岛素过少而发生酸中毒。尽量缩短术前禁食时间,以免发生酮性酸中毒。输葡萄糖时按 5∶1 给胰岛素(葡萄糖 5 g∶胰岛素 1 U)。若有酸中毒或昏迷但需急症手术时,根据酸中毒程度,给予胰岛素 100～200 U,半量加入生理盐水静滴,半量皮下注射。应积极纠正水、电解质和酸碱平衡失调,待血糖得到控制,酸中毒基本纠正后,方可施行急症手术。

8. 凝血机制障碍

对于伴有严重肝硬化、脾功能亢进、血友病、原发性血小板减少性紫癜等的病人,由于各种凝血因子缺乏,血小板减少而存在凝血机制障碍,术中和术后出血可能性极大,故应特别注意。必须充分做好术前准备。术前应常规检查出凝血时间、凝血酶原时间、血小板计数,必要时还应测量有关凝血因子,如第 Ⅷ 因子等。术前准备后一般要求出血时间<5 分钟,血小板>50×10⁹/L,凝血酶原时间<20 秒或

凝血酶原活性低于正常对照 60% 以内, Ⅷ因子 > 40%。术前可根据实际情况给病人输入新鲜血液、浓缩血小板,给予维生素 C、安络血等治疗,以改善病人的凝血机制,确保手术病人的安全。

第二节 术后处理

术后处理(Postoperative Care)是指在病人手术后回到病房至本次手术相关治疗基本结束的这一段时间内对手术病人的处理措施。术后处理的目的是根据病情和手术性质,进行术后监护和处理,尽可能减轻病人的痛苦和不适,防止和治疗并发症,促使病人尽早康复。

一、一般护理

(1)病情稳定的病人术后可直接送回病房。在患者回病房前,应整理好床位,备齐术后所需用具,如心电监护、给氧装置、胃肠减压、吸引装置等。施行特殊手术或病情不稳定的病人,术后应送至重症监护室(ICU),对病人进行呼吸功能和血流动力学等监护,直至病人情况稳定后再转回病房。

(2)手术后 48 小时是病人术后最重要的时期,期间有可能出现与手术相关的危及生命的并发症,因此应加强监护。特别注意观察是否有呼吸道梗阻、伤口、胸腹腔和胃肠道出血、休克、心衰、肾衰等早期表现。

(3)大手术后周围循环尚未稳定,或有内出血可能的病人,需每 15~30 分钟记录呼吸、脉搏和血压等,直至情况稳定后再延长测量时间。一般病人应每 1~2 小时记录呼吸、脉搏和血压。一旦出现异常情况应及时处理。

(4)术后应根据麻醉和病人的全身情况、手术方式、疾病的性质等选择正确和便于活动的体位。

(5)原则上应让病人进行早期床上活动,争取早日下床。早期活动有利于增加肺活量,减少肺部并发症,改善全身血液循环,促进伤口愈合,减少因静脉回流缓慢而并发深部静脉血栓形成的发生率。此外,早期活动还有利于恢复肠道蠕动和膀胱收缩功能,从而减少腹胀和尿潴留的发生。早期活动和下床应根据病人实际情况循序渐进增加活动量。但是有休克、心力衰竭、严重感染、出血等情况和全身衰竭的病人,或施行特殊固定、有制动要求的病人,不宜早期活动。

(6)术后饮食的恢复应视手术和病人的具体情况而定。非腹部手术,视手术大小、麻醉方法和病人的反应,来决定开始饮食的时间。蛛网膜下腔麻醉和硬脊膜外腔麻醉者,术后 3～6 小时可根据病人需要而进饮食。全身麻醉者,应待麻醉清醒,恶心、呕吐反应消失后,方可进食。腹部手术病人一般需禁食 48～72 小时,待胃肠功能恢复,肛门排气后才进食少量流质,然后逐步增加。一般术后第 5～6 天开始进食半流质,术后 7～9 天开始恢复普通饮食。

（7）病人在禁食或进食不足期间,应通过静脉输液补足水、电解质和营养物质。如果禁食时间过长,应通过静脉补充营养液,甚至全胃肠道外营养以补充能量和营养,以免内源性能量和蛋白质过度消耗,影响术后机体功能的恢复。

二、切口愈合和缝线拆除

切口愈合后应及时消毒、拆除皮肤缝线。拆线时应根据切口类型和愈合情况记录在病历中。

1. 手术切口

按不同情况,手术切口可分为三类：

（1）Ⅰ类切口（清洁切口）：即无污染切口,如甲状腺大部分切除术切口等。

（2）Ⅱ类切口（可能污染切口,亦称清洁-污染切口）：指手术时可能污染的切口,如胃大部分切除术切口等。另外,皮肤不易彻底灭菌的部位、经过清创缝合的伤口、新缝合的切口再度切开的亦属Ⅱ类切口。

（3）Ⅲ类切口（污染切口或感染切口）：指邻近感染区或组织直接暴露于感染处的切口,如阑尾切除术、肠梗阻坏死的手术切口、脓肿引流切口等。

2. 切口愈合

按不同情况,切口愈合分为三级：

（1）甲级愈合：指愈合良好,无不良反应。用"甲"字表示。

（2）乙级愈合：指愈合处有炎症反应,如红肿、硬结、血肿、积液等,但未化脓,用"乙"字表示。

（3）丙级愈合：指切口已化脓,需切开引流。用"丙"字表示。

3. 缝合切口拆线时间

切口愈合时间可因切口部位、局部血液供应情况、病人年龄、全身营养状态等情况而异。因而缝线拆除的时间也应不尽相同。青少年患者可适当缩短拆线时间,年老、营养不良病人应适当延长拆线时间。一般拆线时间为：

（1）头、面、颈部在术后第 4～5 天拆线。

（2）下腹部、会阴部在术后 6～7 天拆线。

（3）胸部、上腹部、背部、臀部在术后 7～9 天拆线。

（4）四肢在术后 10～12 天（近关节处可适当延长拆线）。

（5）减张缝合应于术后 14 天拆线。

4. 切口愈合记录方法

拆线时应根据切口分类和切口愈合分级的方法,观察切口愈合情况并记录。如甲状腺大部分切除术后切口愈合良好,记"Ⅰ/甲";胃大部分切除术后切口血肿,记"Ⅱ/乙";甲状腺大部分切除术后切口红肿,记"Ⅰ/乙";如此类推,对切口愈合情况给予记录。

三、引流物的处理

根据手术需要,手术中可能在切口、体腔和空腔脏器内放置各种不同类型的引流物。手术后应经常检查引流管有无堵塞、扭曲,保持引流通畅。换药时要注意将暴露在体外部分妥善固定,以防进入体内或脱出。术后每天应观察并记录引流液的量和质变化,根据引流量减少情况和病情决定拔除引流管的时间。

（1）一般切口胶片引流在术后 1～2 天拔除。

（2）胸腔闭式引流:胸腔引流管接水封瓶引流,24 小时无气体逸出或引流量<50 mL,浓液<10 mL,经物理诊断和胸部透视证实肺膨胀良好者,可于术后 48 小时拔除;如为肺部手术,可延至术后 72～96 小时,拔管前应试夹 24 小时观察机体情况,无复发,患者无不适,便可拔除。

（3）做预防渗血用的腹腔引流管,如引流液甚少,可术后 1～2 天拔除;作为预防渗漏用,则需保留至并发症可能发生的时间后再拔除,一般为术后 5～7 天。如腹腔感染严重,胃肠漏、胆漏、胰漏等病人,引流管应保留至感染被控制,或漏口愈合后才能拔除。胃肠减压管一般在肠道功能恢复、肛门排气后即可拔除或根据治疗需要予以拔除。

四、术后各种不适的处理

1. 切口疼痛

术后 2～3 天内病人常感切口疼痛,一般以术后 24 小时内最为剧烈,2～3 天后逐渐减轻,不同部位的手术引起的疼痛程度不同,同时畏惧心理可以加重疼痛。术后应指导患者在咳嗽、翻身、活动肢体时用双手保护伤口部位,以减少因切口张力刺激而引起的疼痛。一般情况下,给予镇静、止痛类药物可缓解。大手术后可使用镇痛泵以减轻疼痛。如切口疼痛持续多天,或减轻后再度加重,可能是切口血肿、炎症或脓肿形成,应仔细检查,及时处理。

2. 术后发热

术后 1～3 天可出现体温轻度升高,一般升高幅度在 1 ℃左右,常见原因是代谢性或内分泌异常、输血输液反应等,可不用做特殊处理。如果体温升高幅度过大,或降至正常后再度发热,或发热持续不退,应在积极对症处理的同时,查找发热的原因,警惕感染的可能,如静脉内留置输液导管引起静脉炎、肺部感染、切口感染、尿路感染、术后残余脓肿等。进行各种必要的检查,如血尿常规、X线检查、创口分泌物涂片和培养、血培养等,分析原因、明确诊断后做针对性处理。

3. 呃逆、恶心、呕吐

部分病人因神经中枢和膈肌直接受到刺激而发生呃逆。可采取压迫眶上缘,短时间吸入二氧化碳,抽吸胃内积气积液,给予镇静解痉药物,针灸等综合措施对症处理。上腹部手术后出现顽固性呃逆,要特别警惕胃肠吻合口或十二指肠残端漏,导致膈下积液和感染的可能。应行X线摄片和B超检查,明确诊断后及时处理。

病人术后早期可发生恶心、呕吐。最常见的原因是麻醉反应,可应用镇静、镇吐药物减轻症状。如麻醉作用消失后仍恶心呕吐,应检查其他原因,是否存在颅内压增高、糖尿病酸中毒、尿毒症、低血钾、低血钠等情况。如腹部手术后反复呕吐,应注意急性胃扩张或肠梗阻的可能。仔细分析原因,明确诊断后做针对性治疗。

4. 腹胀

病人术后早期腹胀一般是由于手术刺激腹膜,胃肠蠕动受抑制,肠内积气过多所致。一旦胃肠蠕动恢复,肛门排气后可自行缓解。但术后数日仍腹胀,无肛门排气,若采用持续胃肠减压、放置肛管、高渗盐水低压灌肠、针灸等综合措施仍无效外,应警惕是否存在腹膜炎或其他原因所致的肠麻痹,或肠粘连、内疝等原因所致机械性肠梗阻的可能。应做进一步检查,分析原因,严密观察,明确诊断后做针对性处理。必要时可再次手术。

5. 尿潴留

术后尿潴留多因全身麻醉或椎管内麻醉后排尿反射受抑制,切口疼痛引起膀胱和后尿道括约肌反射痉挛,或患者不习惯在床上排尿等原因所致。部分病人尤其是老年病人在进行盆腔手术、会阴部手术后常发生尿潴留。表现为术后6~8小时尚未排尿,或尿量甚少,次数频繁,在下腹部耻骨上区做叩诊检查,可发现明显浊音区。尿潴留可导致尿路感染,应及时处理。病人焦急、紧张会加重括约肌痉挛、加重排尿困难。先稳定病人情绪,进行下腹部热敷、轻柔按摩膀胱区,应用镇静止痛药减轻切口疼痛,如无禁忌可协助病人坐着或站立排尿,或用刺激膀胱壁收缩药物,促使病人自行排尿。如上述措施仍无效,可在严格的无菌技术下导尿。尿潴留时间过长,导尿时尿量超过500 mL者,应留置导尿管1~2天。有器质性病变,如骶前神经损伤、前列腺肥大者,应在术后留置导尿管4~5天。

第三节　术后并发症的防治

术后并发症(Postoperative Complication)的防治是术后处理的重要组成部分，不同的手术因其性质不同，可发生不同的并发症，甚至发生与手术方式相关的特殊并发症。有些并发症在各种手术后都可能发生，我们称为术后一般并发症，在手术后更应加强防治。

一、术后出血

术后出血分外出血和内出血两类。常见原因为术中止血不完善，原痉挛的小动脉舒张，结扎线脱落，或病人凝血机制障碍等。下列情况提示有术后出血的可能：

（1）覆盖切口的敷料被血渗湿，应疑有切口出血。打开敷料检查切口，如有血液持续涌出，或在拆除部分缝线后看到出血点，可明确诊断。

（2）腹部手术后如腹腔引流持续引出血性液体，每小时引流量超过 100 mL，提示腹腔内出血。

（3）如果出血量较少，血压不稳定，尤其是没有留置腹腔引流管者，早期表现并不明显，应严密观察病情变化，疑有腹腔内出血者需施行腹腔穿刺术以明确诊断。

（4）胸部手术后胸腔引流管持续流出血性液体，每小时引流量超过 100 mL，提示胸腔内出血，拍胸部 X 线片可显示胸腔积液。

（5）术后病人烦躁，在无高热、无心脏疾患等情况下心率持续增快，中心静脉压下降，低于 5 cm H_2O，每小时尿量少于 25 mL，为出血性休克的早期表现，在输给足够的血液和液体后，休克征象和检测指标无明显好转或继续加重，提示内出血。术后胃肠道出血还表现为呕血和黑便。

预防和治疗：术中严格止血，结扎可靠，关闭切口前应彻底检查手术野和切口，确认无出血。确诊为术后出血者应及时再次手术止血。

二、术后感染

由于手术、麻醉的打击，患者机体抵抗力下降，容易发生术后感染。常见部位在切口、肺部、胸腹腔、泌尿系统等处，以细菌感染最为常见，霉菌、病毒感染也常发生。

1. 呼吸系统感染

多见于老年人、长期吸烟和慢性肺部疾患的病人。这些病人全身抵抗力减弱，术后因呼吸活动受限，肺泡和支气管积聚分泌物不易咳出，容易堵塞支气管，引起肺不张、肺炎。表现为发热、呼吸和心率增快，颈部气管可向患侧偏移，胸部叩诊在肺底可发现浊音或实音区，听诊可发现局部湿性啰音，呼吸音减弱、消失。血气分析氧分压下降、二氧化碳分压升高。胸部 X 线检查可出现典型肺不张、肺炎征象，可明确诊断。并发感染时体温明显升高，白细胞和粒细胞计数增高。

预防和治疗：有吸烟习惯的病人术前 2 周应停止吸烟。呼吸道感染者待感染有效控制后才能手术，尽可能不用吸入麻醉。术中注意随时吸出呼吸道分泌物。术后鼓励病人做深呼吸和早期活动，协助病人咳痰，对痰液黏稠不易咳出者，应用雾化吸入和口服祛痰药；如痰量过多又不易咳出者可经支气管镜吸痰，呼吸困难者必要时行气管切开，便于吸痰。对已发生肺部感染者应选择有效抗生素治疗。

2. 泌尿系统感染

常见为急性膀胱炎，进一步上行感染可引起肾盂肾炎。尿潴留是导致泌尿系统感染的基本原因。急性膀胱炎一般无全身症状，主要表现为尿频、尿急、尿痛，部分病人还有排尿困难。尿液检查见较多的红细胞和脓细胞。急性肾盂肾炎多见女性病人，主要表现为发冷发热、肾区疼痛，白细胞计数增高，中段尿镜检可见大量白细胞和细菌。应作尿液培养以明确病原菌，为选择有效抗生素提供依据。

预防和治疗：术后指导病人自主排尿，及时处理尿潴留，保持排尿通畅和维持充足尿量；出现泌尿系统感染应根据尿培养结果及时应用有效抗生素进行治疗。

3. 切口感染

切口感染的原因除细菌入侵外，还受血肿、异物、局部组织血供不良及全身抵抗力下降等因素的影响。术后 3～4 天，切口疼痛不减轻甚至加重，伴体温升高、脉率加快、白细胞计数增高者，提示有切口感染的可能。检查切口可发现红、肿、热、痛，或者有波动感等。必要时可局部穿刺或拆除部分缝线，用血管钳撑开观察。有分泌物者应取标本送细菌学检查，为选择有效抗生素提供依据。

预防和治疗：加强术前处理，提高病人抗御感染能力。术中应严格遵守无菌技术原则，手术操作轻柔，尽量避免组织损伤。切口早期炎症，应使用有效的抗生素和局部理疗，促进炎症的吸收。已形成脓肿者，应切开引流，待创面清洁后行二期缝合，缩短切口愈合时间。

三、切口裂开

部分病人由于营养不良、组织愈合能力差、切口张力大或缝合不当、切口感染等原因，在一定诱因下切口可全层或部分裂开。切口裂开多发生在术后 1 周左右，以腹部和肢体邻近关节部位较为多见。切口完全裂开时,可见血性渗出液浸湿敷料或腹腔内容物脱出;部分裂开时皮肤缝合虽未裂开,但深层组织完全或部分破裂。

预防和治疗:缝合切口时应在良好麻醉、肌肉松弛的条件下进行,避免强行缝合造成组织撕裂。对估计发生术后切口裂开可能性大的病人,在逐层缝合腹壁的基础上,加用减张缝合。术后及时处理腹胀,病人咳嗽时最好平卧,避免腹内压骤然增高。腹部手术后用腹带加压包扎腹部。切口完全裂开时,应立即用无菌敷料覆盖切口,送手术室,在良好的麻醉下重新行减张缝合。切口部分裂开应视具体情况及时处理。

四、褥疮

老年、衰弱病人、术后长期卧床病人,尤其是昏迷和截瘫患者容易发生褥疮。骶骨部、坐骨结节、后跟部等为常见部位。早期皮肤会潮红、脱皮,若不及时处理,会逐步出现水疱、表皮糜烂继而发展成皮损、溃疡,乃至皮下、筋膜、肌肉等广泛坏死。

预防和治疗:

(1) 褥疮的预防要求做到"七勤":勤翻身,勤擦洗,勤按摩,勤换洗,勤整理,勤检查,勤交代。

① 促使病人活动或移动。对术后不能早期下床活动的病人应定期翻身,稍能活动的病人鼓励在床上活动,或在家属帮助下进行肢体锻炼。

② 指导病人正确的翻身方法,勿拖动,以免摩擦使皮肤破损。

③ 久卧或久坐时,应在骨突处置小垫,以防局部受压,可用纱布垫架空脚跟。

④ 每天用酒精按摩褥疮好发部位,促进局部血液循环,避免褥疮的发生。

⑤ 保护皮肤清洁,每天用温水拭净皮肤,对被排泄物和汗液弄脏的衣服应及时更换。皮肤干燥者可用维生素 E 软膏涂擦,保护皮肤。

⑥ 受压部位使用橡皮气垫圈或棉圈,必要时可用水垫或气垫床。

⑦ 给予充足的营养。给予高蛋白、高热量饮食,不能进食者可给予要素饮食或全胃肠道外营养,提高机体的抵抗力。

(2) 一旦发生褥疮就需要进行治疗。根据褥疮程度进行换药,清洗伤口脓性分泌物,清除坏死组织,局部使用抗生素软膏、生肌散或磺胺嘧啶银霜等,覆盖凡士林纱布和敷料。治疗原则为预防褥疮感染,促进肉芽生长,加快创口愈合。

第四章　常用手术器械、材料和基本操作技术

外科手术是治疗外科疾病的主要治疗手段。尽管各科手术名目繁多,难易程度各异,但任何外科手术都是由切开、止血、结扎、分离、缝合等基本技术来完成的。因此,手术基本操作技术是否正确,熟练程度如何,将会直接影响手术效果,影响疾病的愈后。如止血结扎不牢或打结方法不正确,可能会发生线结滑脱,轻者引起血肿,影响组织愈合,重者会导致大出血致死。医学生应该了解常用的手术器械,通过动物实验了解手术方法,正确使用手术器械,并在动物实验过程中接受外科手术基本操作技术的训练,为以后的临床实习和医疗工作打下坚实的基础。所以,要求医学生在动物外科实验过程中,集中精力,端正学习态度,从实际需要出发,严格认真地按照规范动作反复练习,直至熟练地掌握这些基本技术。

第一节　常用手术器械及缝合材料

任何手术操作,不论大小、复杂或简单,均离不开手术工具——手术器械。外科手术器械根据结构特点不同而分为许多种类和型号。只有掌握了各种手术器械的结构特点和基本性能,才能正确、灵活地使用,才能达到手术中"稳、准、快、细"的基本要求。现将常用手术器械(Basic Surgical Instruments)予以介绍,这些常用的外科手术器械也是医学生必须了解和正确使用的手术器械。

一、手术刀

常用的手术刀(Scalpels)是一种可以装卸刀片的手术刀。手术刀由刀片(Knife Blade)和刀柄(Knife Handle)两部分组成。刀柄与刀片根据不同的需要,设计有许多型号供切开组织用。刀片的末端刻有号码,20~24 号大刀片,适用于大创口切割;9~17 号属于小刀片,适用于眼科及耳鼻喉科等较精细的手术。手术刀又根据刀刃的形状分为圆刀、弯刀、球头刀及三角刀等。刀柄根据长短及大小分型,其末端刻有号码,一把刀柄可以安装几种不同型号的刀片。见图 4-1-1 及表 4-1。

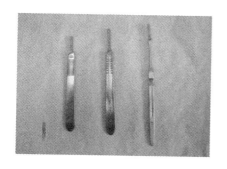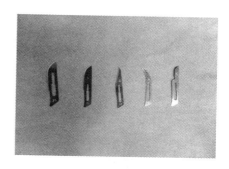

图 4-1-1　常用外科手术刀刀柄及手术刀刀片

表 4-1　手术刀刀柄型号、长度、惯称、安装刀片及用途

刀柄型号	刀柄长度(mm)	刀柄惯称	安装刀片	用　　途
3	125	小刀柄	小刀片(20 号以下)	浅部割切
4	140	大刀柄	中大号刀片(20 号以上)	浅部割切
7	160	细长刀柄	小刀片	深部割切
3L	200	长 3 号刀柄	小刀片	深部割切
4L	220	长 4 号刀柄	小刀片	深部割切

　　刀片宜用持针钳夹持安装,避免割伤手指。安装手术刀时,左手握持刀柄,右手用持针钳夹住刀片背部中上段,将刀片下部的槽形狭窄部对准刀柄头端两侧,顺刀片槽推下刀片,使其根部就位即可。取下手术刀片时,左手握持刀柄,右手用持针钳夹住刀片近端侧,轻轻抬起并向前推,使手术刀片与刀柄脱离。装卸手术刀时注意:安装手术刀片时,刀片近端斜面应与刀柄头身之间斜面同侧平行,安装后刀片与刀柄成同一平面;卸下手术刀片时,勿将手术刀对准他人,以防用力过猛导致他人受伤。在传递手术刀时,应握住手术刀片与刀柄衔接处的背侧,将刀柄尾端送至手术者手中,切忌将刀刃递到手术者手中,以免误伤手术者。

　　手术刀一般用于切开和剥离组织,目前已有各种高频电刀、激光刀、微波刀、等离子手术刀及高压水刀等应用于临床,但这些刀具大多需要一套完整的设备及专业人员操作。但对组织的损伤而言,普通手术刀切割的损伤相对较小。普通手术刀在使用时,要求既能牢固控制又能灵活运用,使其能在切口全长范围内比较均匀一致地达到预期的深度,行刀过程主要靠腕部及手指各关节的活动。

　　常用的执刀方法有四种:

　　(1)持弓式:是常用的执刀法,用右手拇指与第三、四指捏住刀柄,食指放在刀背上,用刀片的最圆突部分(刀腹)切开组织。此法运行灵活,动作范围较大,切开时平稳有力,适用于较长的皮肤切口、腹直肌前鞘切开等(图4-1-2)。

（2）执笔式:执刀方法与执铅笔姿势相同,用刀片的尖部切割。此法动作轻巧、精细,用于解剖血管、神经、腹膜切开和短小切口等(图4-1-3)。

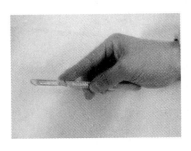 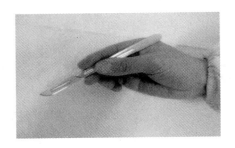

图 4-1-2　持弓式　　　　　　　　　图 4-1-3　执笔式

（3）握持式:全手握持刀柄,拇指与食指紧捏刀柄刻痕处。此法动作有力,用于截肢、肌腱切开、切割较坚韧或体积较大的组织(图4-1-4)。

（4）反挑式:此法握持方法同执笔式,不同之处在于刀刃向上,用时刀尖刺破皮肤后向上挑,以扩大切口。此法多用于小脓肿切开,以防损伤深层组织(图4-1-5)。

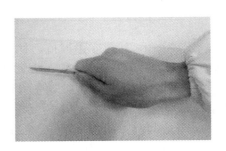 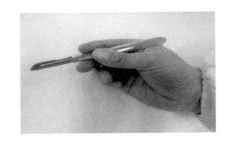

图 4-1-4　握持式　　　　　　　　　图 4-1-5　反挑式

无论是哪一种持刀法,都应以刀刃突出面与组织呈垂直方向,逐层切开组织,不要以刀尖部用力操作;执刀不宜过高或过低,执刀过高不易控制,过低又妨碍视线。根据手术需要,选用合适的执刀方式。

二、手术剪

手术剪(Surgical Scissors)是仅次于手术刀的常用手术器械,主要用于剪断、分离软组织和剪线、剪敷料等。根据其用途分为组织剪(Tissue Scissors)、线剪(Stitch Scissors)及拆线剪(Ligature Scissors)等。

（1）组织剪:又名解剖剪,其刃部多为弯曲状,尖端较圆钝光滑。尖端较小的组织剪除用于剪开组织外,有时也用于分离组织、扩大组织间隙,以便剪开,故临床上又叫分离剪。通常浅部手术操作用直剪,深部手术操作用弯剪(图 4-1-6)。

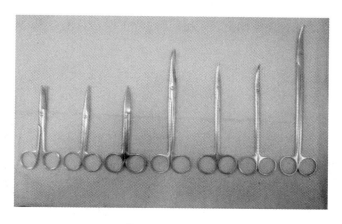

图 4-1-6　组织剪

(2) 线剪:主要用于剪线,其顶部或均尖锐,或均圆钝。顶部圆钝的线剪,通常做剪线使用,尤其是深部剪线;顶部尖锐的线剪,除可用作浅部剪线及拆除缝线之外,还可用于某些手术中,在狭小空间内做细微剪开。线剪与组织剪的主要区别在于组织剪刀刃锐薄,线剪刀刃较钝厚,所以在手术中绝不能图方便以组织剪代替线剪使用。若用组织剪代替线剪使用,会加速组织剪变钝,甚至损坏刀刃,当再次用于剪切组织时会加重对机体的创伤(图 4-1-7)。

另有一种改形的线剪,在一侧刃部上有一凹口,使用时可利用该凹口紧钩住将要剪断的缝线,限制缝线在剪刀刃部的滑动,此类线剪主要用于拆除缝线,故又称拆线剪(图 4-1-8)。

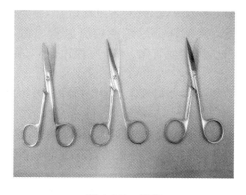

图 4-1-7　线剪

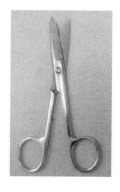

图 4-1-8　拆线剪

正确使用剪刀的方法如图 4-1-9 所示:拇指与无名指分别插入两侧环内,但勿过深,中指放在无名指环前外方钳柄处,食指压在剪刀轴上。如此握剪可以牢固地控制剪刀剪开的方向和长度,减少颤动。在使用组织剪时应注意,组织剪的弯曲面要朝向手术者自己的方向或向上,以免使用过程中误伤其他组织。

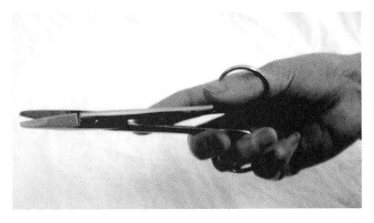

图 4-1-9　正确持手术剪的姿势

三、血管钳

血管钳(Artery Forceps),又名止血钳(Hemostatic Forceps),用于钳夹血管及出血点或钝性分离组织。根据不同的分类,血管钳可分为直、弯、直角、弧形(如肾蒂钳);有齿、无齿;大、中、小及蚊式等规格。浅部止血多用直血管钳,深部止血多用弯血管钳。有齿血管钳对组织创伤大,多用于夹持较厚的坚韧组织或拟行切除的组织。在使用血管钳时,不宜夹持皮肤、脏器及较脆弱的组织,要尽量少夹组织,以免造成不必要的损伤;也不要夹持坚硬的组织,以免损坏血管钳。

(1) 弯血管钳(Curved Clamp):用以夹持深部组织或内脏血管出血,分离组织,以免妨碍手术野。根据手术需要,分为大弯血管钳、中弯血管钳、小弯血管钳等不同大小的弯血管钳。

(2) 直血管钳(Straight Clamp):主要用以夹持浅层组织出血,分离组织,在缝合时可以协助拔针,有时可用于器械打结使用。

(3) 有齿血管钳(Kocher's Clamp):又名 Kocher 钳,尖端有锐齿,用以夹持较厚组织及易滑脱组织,多用于消化道手术中夹持将要切除的胃肠壁,前端齿可防止滑脱。但不能用于皮下止血。

(4) 蚊式血管钳(Mosquito Clamp):为细小精巧的血管钳,有直、弯两种,用于脏器、头面部、眼科及整形等较精细手术的止血,不宜用作钳夹大块组织使用。

（5）无损伤血管钳:用于血管手术的血管钳,齿槽的齿较细、较浅,弹性适度,对组织的压榨作用及对血管壁、血管内膜的损伤均较轻,可用于暂时阻断血流进行手术操作,称无损伤血管钳。如心耳钳、血管吻合钳。

各种类型的血管钳如图 4-1-10 所示。

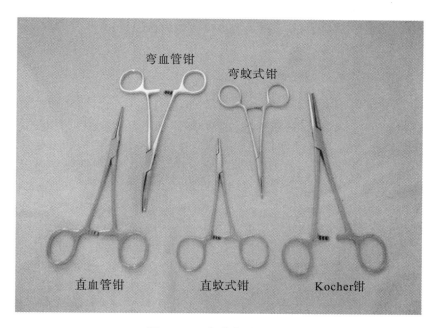

图 4-1-10　各种类型血管钳

血管钳使用方法基本同手术剪,如图 4-1-11 所示。

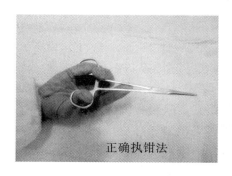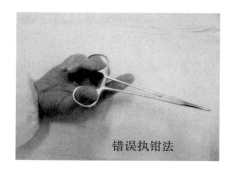

图 4-1-11　血管钳使用方法

因血管钳后有齿锁,所以必须开锁后才能松开血管钳。打开血管钳的方法通常有两种:一种是在执钳时,拇指与无名指相对挤压,先松开锁齿,然后用旋开的动作放开血管钳;另一种是左手拇指与食指握住血管钳左环,中指与无名指挡住另一环,拇指与无名指稍用力一顶,即可松开血管钳;或用右拇指、中指、无名指、小指握住血管钳的左环,食指挡住另一环并与拇指稍用力对顶,即可松开血管钳。

止血时只扣上一、二齿即可。有时钳柄会自动松开,造成出血,应警惕,要检查扣锁是否失灵。使用前应检查前端横形齿槽两页是否吻合,不吻合者弃用,以防止血管钳夹持组织滑脱。

四、持针钳

持针钳(Needle Forceps),又名持针器(Needle Holders)、针持,用于夹持缝针进行缝合或上、下手术刀片,器械打结。所有持针钳均有较宽阔的前端,其相对面上有交叉的斜形刻痕,用于增加持针或夹持刀片时的稳定性。持针钳夹针时应夹在针体中、后 1/3 交界处。若持针钳夹在靠近缝针的尖端,则不能穿透较多的组织;若夹在靠近缝针尾部,缝合时则易将缝针折断。穿针后缝线应重叠 1/3 左右,且将缝线重叠部分也放于针嘴内,以减少出针时针线分离的概率。术中传递持针钳时握住持针钳的中部将柄端递给操作者。

使用持针器的姿势有两种:一种为手掌把握持针器的后半,各手指均在环外,食指放在近钳轴处,又称掌握法(图 4-1-12)。用此法进行缝合时穿透组织准确有力,且不易断针,故应用机会较多。另一种姿势同执剪刀法,又称指套法,为传统的使用方法,拇指与无名指分别置于一钳环内,中指放在无名指环前外方钳柄处,食指压在持针钳轴柄上(图4-1-13)。此法用于缝合纤细组织或在手术野狭窄的腔穴内进行缝合,但不易穿透较厚、较韧的组织。

用持针钳夹持弯针进行缝合时,应于针尖刺入组织以后,循针的弯度旋转腕部将针送出,拔针时亦应循针的弯弧拔出。

五、手术镊

手术镊(Surgical Forceps)主要用于夹持或提起组织,以利于剥离、剪开或缝合等。也可用手术镊夹持敷料、夹取异物或其他操作。常用的手术镊有:

(1)有齿镊(Teeth Forceps):又称外科镊或皮肤镊。镊子两侧尖端相对面上有相互咬合的牙齿,齿又分粗齿和细齿。粗齿夹持力强,但对组织损伤重,故多用于夹持皮肤、筋膜等坚实的组织,使其不易滑脱;细齿镊用于肌腱缝合及整形等精细手术。使用有齿镊时注意不能用其夹持空腔脏器或血管、神经等纤弱器官、组织等,以免造成损伤。

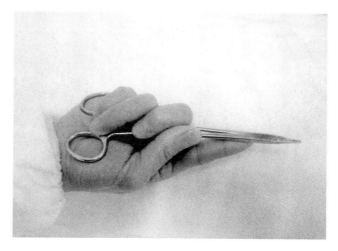

图 4-1-12　掌握法

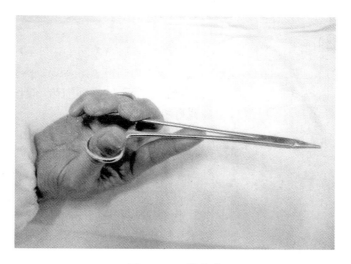

图 4-1-13　指套法

（2）无齿镊（Smooth Forceps）：又称解剖镊或平镊。此类镊尖端无钩齿，两相对面上有横纹，防止夹物的滑脱，用于夹持脆弱的组织、脏器及敷料等。浅部操作时用短镊，深部操作时用长镊，尖头平镊对组织损伤较轻，可用于血管、神经手术。

正确持镊是用拇指与食指、中指捏在镊子的中、上部，左右手均可使用（图4-1-14）。手术过程中，常用左手持镊夹物，右手持剪刀或手术刀进行解剖等操作，或持针进行缝合。

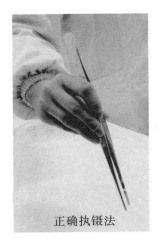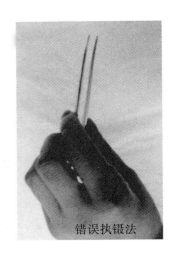

正确执镊法　　　　　　　　　错误执镊法

图 4-1-14　手术镊的使用

六、组织钳

组织钳（Tissue Forceps），又称鼠齿钳或 Allis 钳（Allis Forceps）。此钳弹性较大，尖端相对面有一排细齿，似鼠齿状，故名鼠齿钳（图 4-1-15）。

此钳夹物时不易滑落，常用于夹持皮下组织、筋膜、肿瘤被膜等，有时也用于固定无菌巾、纱布垫等。胃肠组织钳齿细浅，弹性较好，损伤较小，用于夹持胃肠壁以牵引，不宜用于夹持一般软组织，否则容易损伤器械。一般组织钳也不能用于夹持或牵拉内脏或神经、血管等脆弱组织。

图 4-1-15　组织钳

七、巾钳

巾钳（Towel Clips）前端有两个尖锐弓形钩齿，常用来固定铺在手术切口周围的手术巾（图 4-1-16）。使用巾钳时，要注意避免损伤皮肤。巾钳有时也用于牵引肋骨、髌骨等坚硬组织。

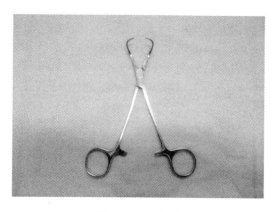

图 4-1-16　巾钳

八、环钳

环钳（Ring Forceps），又名卵圆钳（Oval Forceps）、海绵钳（Sponge Holding Forceps）、持物钳（Holding Forceps），其前端有直、弯两种，前端内面又分有横纹、无横纹两种（图 4-1-17）。其内面光滑无横纹者，可用于协助夹持内脏脏器等；内面上有横纹者可夹持纱布，故而又名海绵钳，可用作皮肤消毒、深部伤口内蘸血或吸净积液以及用来夹持无菌物品等。

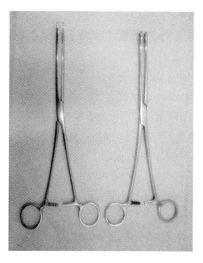

图 4-1-17　环钳

九、肠钳

肠钳(Intestinal Clamps),又称肠吻合钳,有直、弯两种,肠钳两臂薄而长,富有弹性,对组织损伤小,多用于吻合时夹持肠袢阻断肠内容物外溢污染腹腔(图 4-1-18)。使用时两臂可外套乳胶管,以减少对肠壁的损伤;同时注意勿夹持过紧,以免造成胃肠壁的缺血性坏死。

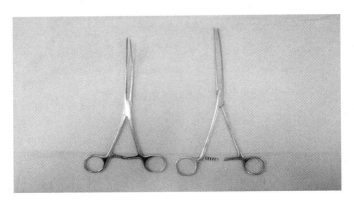

图 4-1-18 肠 钳

十、拉钩

拉钩(Retractor),又称牵引钩或牵开器,用以牵拉手术切口,显露深层手术部位。"没有暴露就没有手术"。拉钩分为手持拉钩和自动拉钩两类。使用时要用力均匀适度,用力过猛或突然用力都易致组织损伤,对柔软脆弱的内脏在拉钩下方衬以纱垫给予保护。

常用的几种拉钩分别介绍如下(图 4-1-19):

(1) 皮肤拉钩(Skin Retractors):为耙状牵开器,用于浅部手术的皮肤拉开。

(2) 甲状腺拉钩(Thyroid Retractors):为平钩状,常用于甲状腺部位的牵拉暴露,也常用于腹部手术做腹壁切开时的皮肤、肌肉牵拉。

(3) 阑尾拉钩(Appendix Retractors):为钩状牵开器,用于阑尾、疝等手术的腹壁牵拉。

(4) 腹腔平头拉钩(Abdominal Retractors):为较宽大的平滑钩状,用于腹腔较大的手术。

(5) S状拉钩(Deep Retractors):是一种如"S"状的腹腔深部拉钩。使用拉钩时,需用纱垫将拉钩与组织隔开,拉力应均匀,不能突然用力或用力过大,以免损伤组织,正确持拉钩的方法是掌心向上(图 4-1-20)。

（6）自动拉钩（Self-retaining Retractors）：为自行固定牵开器，腹腔、盆腔、胸腔手术均可应用。

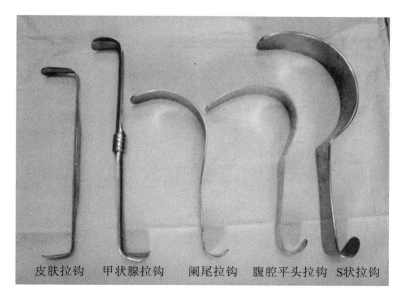

皮肤拉钩　　甲状腺拉钩　　阑尾拉钩　　腹腔平头拉钩　　S状拉钩

图 4-1-19　常见的几种拉钩

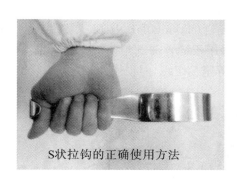 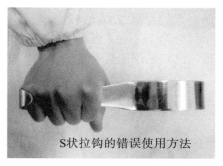

S状拉钩的正确使用方法　　　　　　　S状拉钩的错误使用方法

图 4-1-20　S状拉钩的使用方法

十一、吸引器

吸引器（Suctions）用于吸除手术野中出血、渗出物、脓液、空腔脏器中的内容物，使手术野清楚，减少污染机会。吸引器由吸引头（Suction Tip）、橡皮管（Rubber Tube）、玻璃接头、吸引瓶及动力部分组成。动力又分马达电力和脚踏吸筒两种，脚踏吸筒在无电时使用。吸引头结构和外形有多种，主要有单管及套管型，尾部以橡皮管接于吸引瓶上待用(图 4-1-21)。单管吸引头用于吸除手术野的血液及胸腹内液体等；套管吸引头主要用于吸除腹腔内的液体，其外套管有多个侧孔及进气孔，可以避免大网膜、肠壁等组织被吸住堵塞吸引头。

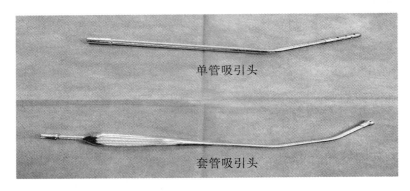

图 4-1-21　吸引器吸引头

十二、缝针

缝针(Needles)是用于各种组织缝合的器械，由针尖、针体和针眼三个基本部分组成(图 4-1-22)。针尖多分为圆形头和三角头两种；针眼是可供穿线的孔，有普通孔和弹机孔两种。缝针根据针尖与针眼两点间有无弧度可分直针和弯针；根据针的断面，又分圆针(Round Needles)和三角针(Triangular Needles)等。圆针根据弧度不同分为 1/2、3/8 弧度等，弧度大者多用于缝合深部组织。三角针前半部为三棱形，较锋利，用于缝合皮肤、软骨、韧带等坚韧组织，但损伤性较大。

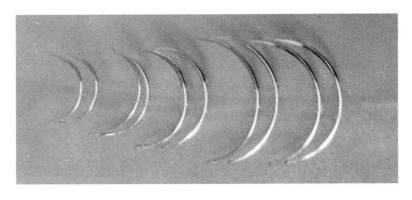

图 4-1-22　部分手术缝针

无论使用圆针或三角针,原则上应选用针径较细、损伤较小的缝针,但有时组织韧性较大,针径过细易折断,故应合理选用适当的缝针。此外,在使用弯针缝合时,应顺弯针弧度从组织拔出,否则容易断针。将线从针尾压入弹机孔的缝针,因常使线披裂、易断,且对组织创伤较大,现较少使用;一般多使用穿线的缝针;有时采用针线一体的缝合针,这种缝针对组织所造成的损伤小(针和线的粗细一致),可防止缝线在缝合时脱针且免去了穿线的麻烦。无损伤缝针属于针线一体类,可用于血管神经的吻合等。各种类型缝针的选用见表 4-2。

表 4-2　各种类型缝针

针尖	圆针	适用于一般软组织和内脏
	三角针	适用于皮肤或其他坚韧组织
针体	弯针	一般缝合应用
	半臂针	皮肤缝合应用
	直针	皮肤或胃肠浆膜缝合
针孔	无槽	缝线突出损伤组织
	有槽	缝线在槽内,组织损伤小
	按孔	缝线穿过容易,但易脱出并被损伤易断
	无损伤	特制用于精细组织的缝合

十三、高频电刀

现代外科中电子外科手术已广泛普及,电子外科手术系利用高频电流来切开组织,达到止血的效果。高频电刀(Endotherm Knives)是外科常用的设备,融切割、分离、止血为一体,使这些分开性的操作同时完成,减少结扎或缝合止血的频度,可大大缩短手术时间(图 4-1-23)。

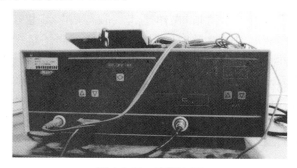

图 4-1-23　高频电刀

高频电刀通过利用高频电流来切开组织和达到止血的效果。高频电刀在手术中可达到以下几种功能：

(1) 切割：接通电切开关，电刀对组织有切割效果。

(2) 凝固：接通电凝开关，电刀不会割伤组织，可用于止血。

(3) 混切：同时起到切割和止血的作用。

常用电刀由高频电子发生器、高频电极板、高频电刀头三部分组成，老式电刀还有脚踏开关。高频电子发生器和电极板在手术开始前由巡回护士准备妥当。电极板有硬极板和软极板，软极板与患者接触紧密，电阻为 0，使用中不易产生烧灼伤，现多应用软极板。高频电子发生器的电能等级依据各种不同的外科手术、医生技巧及电刀头的不同而决定。在普通外科手术中一般单极输出，电能等级应用原则是：

(1) 低电能：用于较小出血的电凝止血、粘连的分离、中小血管的解剖分离。

(2) 中电能：用于较大出血的电凝止血，腹腔内脏器、组织的切割、分离。

(3) 高电能：用于肝脏组织的切割、癌细胞的切除（如乳腺癌根治术）等。电能等级的设定还需要依据主刀医生的个人经验来设定。

手术中主刀操纵高频电刀头进行手术操作。电刀头上有两个控制开关按钮，上方为电凝按钮，下方为电切按钮，电凝主要用于点状止血，一般直径 1 mm 以下血管出血通过控制电凝开关进行止血操作；电切主要用于切割组织兼有止血功能，接通电切开关即可使用。老式电刀还有脚踏开关，脚踏开关跟电刀头上的开关并联使用，用一即可。高频电刀头的电极有长短之分，长电极用于深部组织操作，短电极用于浅部组织操作。

现在高频电刀又有一些改良，术中使用方便，利于手术操作。伸缩电极可以随意控制电极长短；管状电极在电刀尾部连有吸引器管，这有利于术中边操作边吸引，吸净视野的血液和渗液，减少空气中烟雾；刮匙样电极在手术中具有边电切边分离边吸引的功能，这特别有利于切除肿瘤手术的操作。

使用高频电刀的优点是手术操作中不需要很多的结扎，切割和止血一气呵成，切口内少留异物，手术野干净清晰，操作迅速。但高频电刀也有缺点，使用时应该注意和了解：由于高频电刀的热散射作用，易造成切口周围组织小血管的损伤，特别是切割操作缓慢时所造成的损伤更大，导致手术切口容易液化，造成切口愈合延迟；在开放式气管内麻醉时应用高频电刀，由于发生器可发生放电火花，可能会造成爆炸事件，致使人员伤亡；手术时高频电刀极板应与患者紧密接触，若接触不良可以造成患者烧灼伤；在电切特别是电凝时会产生组织气化烟雾污染空气环境，术中应用吸引器吸净，减少环境污染。

十四、缝合线

外科缝线主要用于手术中结扎血管及缝合组织。在选择缝合线（Sutures）时应满足组织反应小，承受张力大，消毒灭菌方便，柔软易打结等条件。对合成缝线还要求无毒性、无电解性及无致敏性等。外科缝线可分为可吸收缝线和不可吸收缝线两大类。

（一）可吸收缝线

可吸收缝线（Absorbable Sutures）主要分为天然可吸收缝线和合成可吸收缝线。天然可吸收缝线主要为羊肠线（Catgut Sutures），可吸收合成线品种较多，方便手术选用。

1. 胶原类缝线

羊肠线简称肠线，用羊小肠胶原组织制成，在机体内可被吸收，不留异物（图4-1-24）。羊肠线有普通与铬制两种，普通肠线吸收时间较短（4～5天），多用于结扎及皮肤缝合，现较少使用；铬制肠线经铬液处理，有轻度、中度、重度铬制之分，在组织中保持张力时间较长（15～25天），较粗的（0～2号）铬制肠线多用于缝合深部组织或感染的腹膜。肠线属异体蛋白质，具有抗原性，在吸收过程中，组织反应较重；使用过多、过粗的肠线时，机体反应明显。

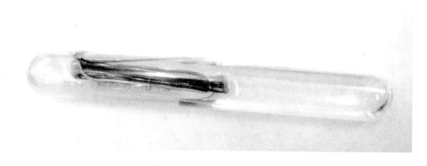

图 4-1-24　医用羊肠线

目前肠线主要用于内脏如胃、肠、膀胱、输尿管、胆道等黏膜层的缝合，一般用1-0至4-0的中度铬制肠线。羊肠线具有可吸收的优点，用于胆道和泌尿道等黏膜的缝合，可避免因手术缝线发生结石的可能性。在感染创口中使用肠线，可减少由于其他不能吸收的缝线所造成的难以愈合的窦道。但在组织张力相同的情况下，所用肠线较丝线相对较粗，肠线穿过组织时对组织的损伤也较大。使用肠线时，应注意以下问题：① 肠线质地较硬，使用前应用盐水浸泡，待变软后再用，但不可用热水浸泡或浸泡时间过长，以免肠线肿胀、易折、影响质量；② 不能用持针钳或血管钳夹肠线,也不可将肠线扭曲,以至扯裂易断;③ 肠线一般较硬、较粗、光滑,结扎时需要三叠结或多重结,剪断线时线头应留较长,否则线结易松脱;④ 胰腺手术时,不用肠线结扎或缝合,因肠线可被胰液消化吸收,进而继发出血或吻合口破裂;⑤ 尽量选用细肠线;⑥ 肠线一般多用连续缝合,以免线结太多,机体反应较重。由于肠线具有抗原性、组织反应较强等缺点,现有逐步被可吸收合成线替代之势。

2. 其他胶原纤维类缝线

此类缝线由特种动物肌腱组织经酶消化等多种工艺提取制成。有研究表示海狸鼠尾部肌腱制成的可吸收缝合线具有良好的生物学相容性。此类缝线组织反应小且有促细胞生长能力,可用于皮肤缝合,吸收时间短,约为 5～7 天。

可吸收合成线(Absorbable Synthetic Sutures)应用范围广泛,品种较多。临床常用有 Dexon 线(PGA、聚羟基乙酸),还有 Maxon 线(聚甘醇碳酸)、Vicryl 线(Polyglactin 910、聚乳酸羟基乙酸)、PDS 线(Polydioxanone、聚二氧杂环己酮)和 PVA 线(聚乙酸维尼纶)等。可吸收合成线无抗原性,组织反应较轻,抗张强度大,吸收时间延长,有抗菌作用。Dexon 线为多股紧密编织而成的针线一体线,有 6-0 至 2 号不同规格,抗张力强度高,不易拉断,柔软平顺,容易外科打结,操作手感好。Dexon 线水解后产生的羟基乙酸有抑菌作用,60～90 天能完全吸收。3-0 线适用于胃肠缝合,1 号线适用于缝合腹膜、腱鞘等。

(二) 不可吸收缝合线

不可吸收缝合线(Non-absorbable Sutures)有丝线、棉线、麻线、不锈钢丝、钽丝、银丝、尼龙线等数十种,但最常用的是丝线。

1. 丝线

丝线(Silk Sutures)是手术中广泛使用的线,用于出血点结扎,皮肤、肌腱、神经等的缝合(图 4-1-25)。

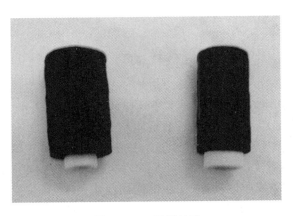

图 4-1-25　医用丝线

丝线柔韧性好，操作方便，对组织反应较小，能耐高温消毒，价廉物美。缺点是在组织内为永久性异物，伤口感染后易形成窦道，甚至经久不愈。故感染伤口或污染严重的伤口不宜使用丝线。胆道、泌尿道缝合时丝线可能成为结石形成的核心，可导致结石形成。一般0号及多0号丝线可用于肠道、血管神经等缝合，1号丝线用于皮肤、皮下组织和结扎血管等，4号线用于缝合筋膜及结扎较大的血管，7号用来缝合腹膜和张力较大的伤口组织等。

2. 金属线

金属线（Metal Sutures）有不锈钢丝、钽丝、银丝等。金属合金线习惯称"不锈钢丝"，组织反应小，抗张强度大。用来缝合骨、肌腱、筋膜、减张缝合或口腔内牙齿固定。缺点是不易打结，可能割裂和嵌入软组织，使用不便，价格昂贵。

3. 其他不可吸收合成线

人工合成的不可吸收缝线种类较多，如聚酰胺纤维的锦纶（Nylon）线、聚酯纤维的涤纶（Dacron）线、聚烯烃纤维的罗伦（Prolene）线、聚酯纤维缝线、聚丙烯缝线等。不可吸收合成线（Non-absorbable Synthetic Sutures）组织反应少，且可以制成很细的线，多用于小血管缝合及整形手术。用于小血管缝合时，常制成无损伤缝合线。它的缺点是线结易松脱，且结扎过紧时易在线结处折断，因此不适于有张力的深部组织的缝合。

各种缝合线的用途及特点见表4-3。

表4-3　各种缝合线的用途及特点

缝合线种类	常用的度量	一般用途	特点
丝线	细	皮肤，皮下，胃肠道及一般缝合	1.组织反应轻 2.非吸收性，感染伤口易形成窦道，不宜使用 3.价廉物美、柔软、容易打结
	中	筋膜，结扎较大血管	
	粗	结扎大血管	
不锈合金钢线	35号	切口各层	1.组织反应轻微 2.使用不便
	30号	切口支持缝合	
肠线	0000	黏膜、眼科及其他精细手术	1.吸收性好（普通5天左右，铬制线15～25天吸收） 2.组织反应较重 3.宜做连续缝合
	000	胃肠	
	0	腹膜	
合成纤维线	00000	皮内缝合	1.60～90天吸收 2.组织反应低 3.不易拉断，容易打结 4.有抑菌作用
	000	胃肠、胆道	
	1号	腹膜、腱鞘	

随着医学科学的进步，外科手术器材也有了发展，目前已研制出许多种代替缝

针、缝线的处理切口材料,使用方便,切口愈合后瘢痕小。手术操作中代替缝针、缝线的处理切口材料主要有以下几类:

(1) 医用外科拉链,主要用于皮肤的关闭,最大优点是切口内无异物。

(2) 医用黏合剂,可分为化学性黏合剂和生物性黏合剂,前者有环氧树脂、丙烯酸树脂、聚苯乙烯和氰基丙烯酸酯类等,后者有明胶和人纤维蛋白黏合剂等,主要用于皮肤切口、植皮和消化道漏口的黏合。使用时将黏合剂直接涂擦在切口创缘,加压拉拢切口即可。生物胶毒性作用小,吸收较快,应用前途较好。

(3) 外科缝合器,又称吻合器或钉合器,使用各种吻合器,金属钉可以直接将需要吻合的断端钉合,这样加快了手术速度,提高了手术效率。

第二节　外科手术基本操作技术

外科基本操作技术是外科医生必须掌握的基本技术,无论是简单的手术或是复杂的大手术,都可分解为许多基本技术,包括组织显露、切开、分离、止血、结扎、缝合、引流、剪线等。这些基本操作技术的优劣,直接影响手术的效果,甚至疾病的预后。只是由于手术解剖位置不同,病理性质不同,造成手术处理方式和方法的不同,但基本操作技术都是相同的。作为一名外科医生,必须准确熟练地掌握这些外科手术基本操作技术。

一、显露

显露(Exposure)又称暴露,手术中良好的显露,是手术能否顺利的先决条件,"没有显露就没有手术"。影响手术野显露的因素很多,如病人的体位、手术的照明、良好的麻醉等,所以手术医师应于手术开始前亲自检查病人的体位,照明设备以及麻醉的配合情况等。

切口的选择是手术显露的重要步骤,一般表浅病变的切除,切口多选择直接接近病变的表面;胸腹腔以及四肢关节等部位手术,切口选择必须结合局部解剖情况全面考虑。

切口选择一般遵循以下原则:

(1) 最好直接显露手术区,必要时又可以便于延长。

(2) 对组织损伤最少,不切断重要的血管和神经。

(3) 术后不影响组织和器官功能。

(4) 操作简单,所需时间较短,术后组织愈合牢固。

（5）经过颜面、关节、手部的切口应与皮纹一致，术后不影响美观。

手术显露时必须整齐切开组织，力求一次切开需要切开的组织。手术刀必须与皮肤、肌肉垂直，防止切口偏斜或多次在同一平面上切开造成不必要的组织损伤。手术切口的大小及部位的选择，应根据实际需要决定，并须从有利于术后的愈合及功能的恢复等方面多加考虑。

深部组织的显露，除正确选择切口外，可使用牵开器以保证手术切口显露的顺利。

二、切开

绝大多数手术都要切开组织，一是由于治疗的需要，如脓肿切开引流排脓；二是为了暴露手术野。

切开（Incision）应在直视下进行，由浅而深，按不同组织结构逐层切开，做到解剖层次清晰。切开长度以有效暴露手术野即可，切口浅层和深层应大小基本一致，不要上大下小，即漏斗状切口；也不要口小底大，呈倒喇叭状切口，否则可能发生意外情况，加重对机体的创伤。以腹部经腹直肌切口为例，切开组织时应注意以下几点：

（1）切开皮肤：切开皮肤前首先确定切口的部位、长度、方向等，切皮时手术者右手持刀，左手拇指和食指分开固定皮肤（或由助手固定切口上端，在拟做切口部位两侧各垫一块纱布，手术者和一助分别用左手尺侧将切口两侧皮肤固定），使切口两侧的皮肤绷紧，切皮刀与皮肤呈垂直切开，手术者用刀刃尖部切开皮肤全层后，逐渐将手术刀放平与皮肤呈 $30°\sim45°$ 角，用刀刃圆突部分行刀进行切开，行刀至切口末端时，再用刀尖部分结束皮肤切口（图 4-2-1）。在做皮下脂肪较厚的皮肤切口时，注意勿将皮下脂肪牵拉向一侧，以免偏离切口线。切开时要求用力均匀、适中，一次将皮肤全层整齐、深浅均匀地切开，应避免用力不均或反复切割造成皮肤切口边缘成锯齿状，切缘参差不齐，造成不必要的组织损伤，影响切口的愈合。

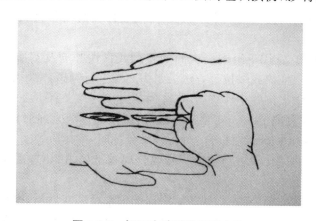

图 4-2-1 切开皮肤时的固定方法

（2）使用皮肤保护巾：皮肤、皮下组织切开及止血后，应用皮肤保护巾（干纱条）将手术切口周围保护好，现多使用手术胶膜，使皮肤与手术野隔离，用以减少深部操作时手术器械、手与切口周围皮肤的接触，以免将可能残存于皮肤中的细菌带入深层组织，导致医源性感染的概率增加。

（3）腱膜、肌肉应尽可能沿纤维方向分开或切开，必要时也可断开。先用小手术刀控制力度切开腹直肌前鞘，找到肌肉边缘，用手指、血管钳或手术刀柄伸入肌肉深面向两侧钝性分离，必要时再用手术刀或剪切开，但切断肌肉时应注意结扎止血。

（4）打开腹腔时要注意勿损伤腹腔内器官。切开腹膜前手术者和一助各用一有齿镊或弯血管钳在切口中段两侧处先后夹起腹膜（相距一般 1～2 cm），由于重力的作用，经交替提夹 2～3 次后，主刀可用手触摸确认两镊（钳）间没有内脏脏器后，再用手术刀在两镊（钳）间切一小口，随后顺此小口插入两指或用组织钳稍微抬起腹膜并引导方向，再用组织剪或手术刀向上或向下打开腹膜。

三、分离

分离（Dissection），亦称剥离，是用解剖的方法将器官和组织与其周围的组织结构分离开来，是暴露深部组织及游离、切除病变的重要手段。分离是手术中的一项重要操作技术，分离熟练与否，关系到对组织器官的损伤程度、出血多寡、手术时间的长短。

分离方法可分为钝性分离和锐性分离两种，在手术操作中根据局部解剖和组织病理改变进行选用，在实际操作中经常两者互相穿插使用（图 4-2-2）。

（1）锐性分离：主要用手术刀和组织剪进行解剖分离，常用于腱膜、鞘膜和瘢痕等致密组织的剥离，此法动作精细、准确，对组织创伤小，但易损伤深部重要组织或器官。操作时一次剪切组织不应太多，分离动作应精细准确，不要损伤临近器官和组织。

（2）钝性分离：常用于组织层次间的解剖或良性肿瘤及实质脏器经包膜外间隙的游离，以撑开、推擦或牵拉等方法沿组织间隙进行剥离，常用器械有血管钳、组织钳、刀柄、血管钳夹持的小纱布团（常称为"花生米"）、夹有折叠纱布的卵圆钳、骨膜剥离器、硬脑膜剥离器等。钝性分离法常有剪刀分离法、血管钳分离法、刀柄分离法、手指分离法、纱布分离法等。进行钝性分离时，操作应轻柔，否则易造成组织撕伤或空腔脏器的穿孔。遇到粘连牢固或分离较坚韧组织时，常需结合使用锐性分离法。

分离时必须熟悉局部解剖，清楚组织比邻关系及病变性质，操作宜轻柔、精细、准确，结合术中具体情况综合使用两种分离方法，避免损伤重要的组织和器官。

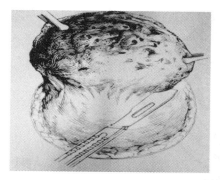
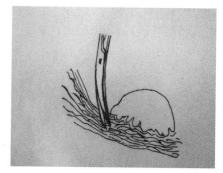

(a) 锐性分离

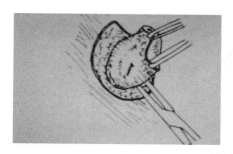
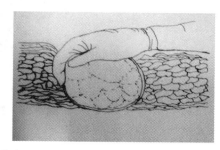

(b) 钝性分离

图 4-2-2　分离术

四、止血

手术过程中,组织切开、分离、切除等操作均可导致出血。手术中少量出血会使组织分辨不清,增加手术难度,易致继发损伤;大量出血未及时制止,会导致失血量增加、血压下降、发生休克甚至导致死亡。及时彻底地止血(Hemostasis),不仅可以减少失血,而且能保持手术野的清晰,便于手术操作,避免误伤重要组织器官。止血是手术中重要的操作之一。

常用的止血方法有:

1. 钳夹结扎止血法

多用于皮下组织等浅层结构或有相当空隙的深部内小血管出血。手术者用左手拿纱布垫压迫出血部位,右手持血管钳,左手用纱布蘸吸后缓慢移开,待看清出血点后,右手用血管钳尖端与出血部位组织垂直而又准确地逐一钳夹,尽量少夹周围组织。结扎时,助手先提起血管钳,手术者将线绕过钳夹点之下,助手放松血管钳并将钳尖端稍向上翘,手术者先打第一个结,扎紧,待助手缓慢松开退去血管钳后,继续抽紧结扎线,然后再打第二个结,结扎时应避免突然用力,并应在拉紧结扎线时,保持两手着力点与结扎处三点在一条直线上,避免向任何方向牵拉,以防组织撕伤或将结扎线拉断以及线结滑脱(图4-2-3)。

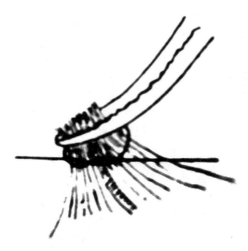

图 4-2-3　钳夹止血、结扎

以下情况下钳夹止血方法更应引起注意:

(1)大血管结扎时,应先分离清楚,钳夹或结扎后再切断,近心端需用两把血管钳钳夹并双重结扎,大动脉近心端或结扎组织较多时,应加贯穿缝扎以防结扎线滑脱造成术后大出血等严重后果。

(2)系膜、网膜等含血管多的组织应分次钳夹,切断后做双重结扎或贯穿缝扎,被结扎组织不宜过多,也不宜过少;结扎时不要离切断处太近,以免线结滑脱。

(3)深部大血管出血较猛时,不要惊慌,更应沉着冷静,可迅速用纱布垫或手指压迫出血部,或用手指捏住出血血管的近心端,用吸引器或纱布垫吸尽积血后,看清出血部位和性质,再用血管钳夹住出血点予以结扎。切忌惊慌而盲目钳夹,以免造成重要器官、组织的损伤或更大的出血。

2. 压迫止血法

(1)指压法:发生出血时,先用手指压住出血点,然后再找出出血点,用血管钳逐一夹住,进行进一步处理。

(2)纱条或纱垫压迫法:适用于创面渗血。对无明显出血点的创面渗血,用纱条或浸有温生理盐水(50~60 ℃)的纱条压迫渗血的创面,固定原处5分钟左右,然后以垂直方向移去。纱条压迫主要是靠自身凝血机制发挥止血作用。

3. 缝扎止血法

此法又名贯穿缝合止血法。多用于较大的血管出血、结扎有困难、结扎线可能滑脱时。用血管钳将出血血管及其周围组织横行钳夹,在血管钳下面缝针两次穿过组织,做"8"字形贯穿缝合后结扎。缝合时应注意避免刺伤血管,两次进针处要尽量靠近,以免将血管遗漏在贯穿缝扎之外。

4. 填塞止血法

填塞止血可用在深部组织血管损伤,如一时找不到出血点,或因患者情况危急,不宜立即对显露出血的血管进行处理时,用纱布垫等物填塞在出血部位暂时压迫止血。填塞止血应适宜,保持一定压力,不能留有无效腔,填塞物数量明确,并易于日后取出。填塞止血一般 3～7 日内取出,取出过早可能导致再出血,取出过迟可能导致感染,还可采用第一层先用吸收性明胶海绵填塞,以后再用纱布填塞,止血效果可能更好。

5. 电凝止血法

电凝止血是通过高频电流凝固组织而达到止血目的,一般用于较小的出血点或不便结扎的渗血。电凝止血用电刀尖端直接电凝出血点,或对血管钳已夹住的出血点用电刀头接触血管钳达到电凝。电凝止血的止血效果不完全可靠,一是凝固的组织脱落后,有再出血的可能;二是对较大血管的出血不能达到止血目的。此外,大量电凝亦会留下过多坏死组织引起明显的吸收反应。

6. 局部药物止血法

有些实质性脏器或骨断端的出血,用一般的止血方法难以止血,可尝试使用局部止血剂止血。常用的止血剂有吸收性明胶海绵、纤维蛋白黏合剂、喷雾止血剂和骨蜡等,止血剂的主要作用是促进血液凝固和提供血凝块的支架,可用于脑、肝等的手术或烧伤结痂的止血。使用时先吸干积血,暴露出血点,在出血处敷以止血剂,再用纱布条压迫片刻即可。

五、结扎

手术中止血和缝合均需结扎(Ligation),血管结扎不牢是术后出血的主要原因。结扎技术的熟练程度与结扎操作是否正确,会直接影响到手术的进度、效果和预后。准确、可靠的结扎源于准确熟练地掌握打结方法。

打结(Tying Knots)是结扎止血、组织缝合必不可少的基本操作之一。打结要求准确、可靠,并力求迅速。准确是要明确需要打结的组织部位,不要在不需结扎的组织打结,否则容易损伤组织;可靠是打结方法必须正确,不能让线结松脱而引起出血或缝合组织裂开,结扎不可靠可能给病人带来痛苦甚至危及生命;如果打结方法不熟练,将大大延长手术时间,影响打结的质量,加重病人的痛苦。因而打结这一基本技术是外科医生们必须刻苦练习的内容。手术结分为方结、外科结和三重结等,根据手术的需要灵活选用。打结的方法有单纯手打结法(徒手打结法)和器械打结法两种,徒手打结法适用于大多数的手术操作;器械打结法适用于浅部的缝合和一些精细的手术。打结有许多技巧需要掌握,只有不厌其烦地反复练习,将打结方法练得运用自如、得心应手,确保打结速度快且质量可靠,才可以在正式手术中进行打结。

1. 结的种类

外科手术所用的结,必须牢靠,不能自行松解或脱落,否则会造成不可估量的后果。手术结由一个个单结交替组成,手术中常用的手术结有方结、三重结、外科结,打结过程中应该避免打成错误的假结和滑结(图 4-2-4)。

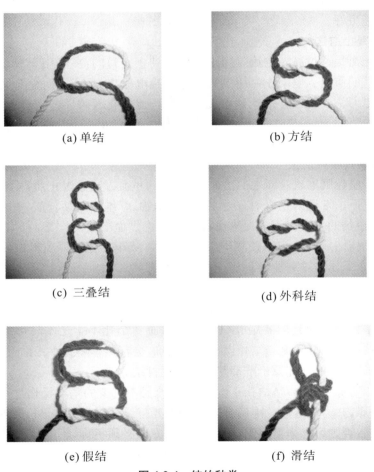

(a) 单结　　　　　　　　　　　　　(b) 方结

(c) 三叠结　　　　　　　　　　　　(d) 外科结

(e) 假结　　　　　　　　　　　　　(f) 滑结

图 4-2-4　结的种类

(1) 单结(Single Knots):单结是组成其他各种结的基本单位,无法扎紧血管或组织,手术中不能单独使用。

(2) 方结(Square Knots):方结又称平结,由两个方向相反的单结组成,是外科手术中最常用的结。第一个结与第二个结的方向相反,线圈内张力越大,结扎越紧,不易松脱,最为牢靠。适用于中、小血管和各种缝合时的结扎。

(3) 三叠结(Triple Knots):三叠结又称三重结、加强结,由三个单结组成且相邻的两个单结方向相反,此结牢固不易松脱。三叠结遗留在组织内的结扎线较多,仅用于结扎张力较大的组织、较大较粗的血管及易滑脱缝线如肠线、尼龙线等打结时。

(4) 外科结(Surgical Knots):外科结打第一个结时线绕两圈,使摩擦增大,打第二个结时第一个结不易滑脱和松动,比较牢固可靠。但比较费时,平时一般少用,多用于大血管或有张力缝合后的结扎。由于第一个结较宽,不宜结扎细小血管和组织,有被三叠结取代之势。

(5) 假结(False Knots):两个单结方向相同。假结容易松脱,手术中不可采用。

(6) 滑结(Slip Knots):在打方结时,由于线的粗细不均,或两手用力不均,只拉紧一端的线,都易打成滑结,特别是教学用线练习打结时更容易发生滑结。此结非常容易脱落,危险性大,因此必须掌握正确打结方法,防止滑结发生。

2. 打结递线

手术中打结递线可用徒手递线法和器械递线法。徒手递线法适用于表浅部位的组织结扎,是指打结者一只手握持线卷,将结扎线头绕钳夹组织的血管钳递给另一只手;也有人将线卷绕钳夹组织的血管钳递给另一只手。打结时用右手打结者以左手握持线卷;左手打结者以右手握持线卷。器械递线法则适用于深部组织的结扎,是指在打结前用一把血管钳夹住丝线的一端,将该钳夹线头绕钳夹组织的血管钳递给另一只手从而完成结扎线的传递;也可将带线的血管钳绕钳夹组织的血管钳递给另一只手,从而使双手握住线的两端打结。

3. 打结方法

手术中打结方法分为徒手打结法和器械打结法。其中,徒手打结法在手术中较为常用。根据用手习惯徒手打结又分为双手打结和单手打结;根据操作者的习惯不同又将单手打结分为左手打结法和右手打结法。器械打结法是借助于持针器或直血管钳打结,故又称为持钳打结法。术中可根据手术者的习惯和手术要求选用不同的打结方法。

(1) 单手打结法:常用的一种打方结方法,简便迅速。有左手或右手打结法,左右手均可打结。虽然各人打结的习惯常有不同,但基本动作是一致的,主要用拇指、食指和中指进行。结扎止血时,一般由右手握血管钳,用左手打结较为方便而顺手。单手打结,速度较快,可以缩短手术时间,但如操作不当,易成滑结。因此必须反复训练,直到正确、准确、熟练、迅速地掌握打结方法为止。以右手单手打结为例,简述单手打结的基本操作步骤(图4-2-5)。

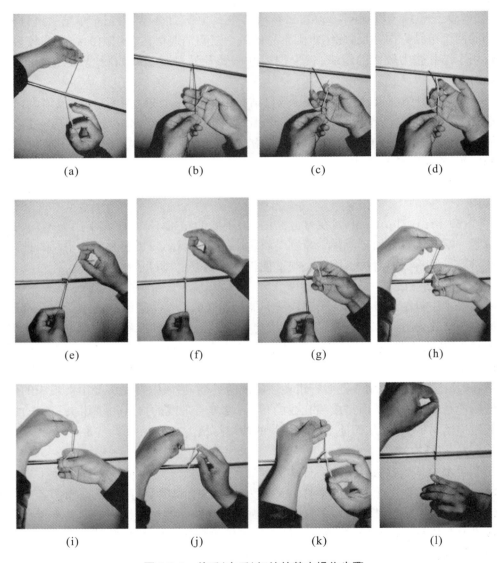

图 4-2-5　单手(右手)打结的基本操作步骤

用右手拇指与食指捏住位于结扎点右侧的短头,然后向左移至左手所持线之下,翻转右手,使短头落在右手中指、无名指的掌侧面上,左手所持线之长头在其上交叉,屈右中指,钩压线之长头,至中指位于短头下面,用右手中指挑起短头,并用中指和无名指夹住短头,放开拇指与食指,自线圈内撤出中指与无名指及两指所夹住的短线头。翻转右手使手背朝前,并用拇指及中指将线短头捏住,经左手之上拉向左前方,左手在右手之下向右后方将两线端拉紧,即完成第一个单结。随后右手食指前伸,挑起短头在长头之上与长头垂直交叉。屈食指,钩住长头出线圈后右手拇指与食指捏住短头,左右手分别向两侧将线拉紧完成方结。左手单手打结法与右手单结方法完全相同,只是将右手与左手所捏线之短头与长头交换而已。

单手打结方法三要素:

①　三点一线:打结收紧时,要求三点(两手用力点与结扎点)成一直线,切不可成角向上提起,否则,结扎时易于撕脱组织或使线结松脱;

②　双手交叉:打结过程中,双手需要交叉,使两个结的打结方向相反,否则,将易打成滑结。两手呈前后方向交叉打结较左右方向交叉打结更方便、实用、可靠;

③　双手用力均匀:如果两手用力不均匀,只拉紧一根线,亦可成为滑结。

(2)双手打结法:既可用于打方结,也可用于打外科结,是最可靠的打结方法。线头短也能打结,除用于一般结扎外,对深部或较为方便,尤其在用器械带线打结时,不会出现滑结,只是其操作较单手打结略为繁琐,适用于深部结扎,如较大血管的结扎和组织张力较大的缝合结扎。左、右手均可为打结的主手,但以左手为主者多见。现以左手为主,简述双手打结法(图4-2-6)。

屈左手中指、无名指及小指握住线的长头,略屈食指及拇指,与虎口组成一"C"形平面,在拇指与食指间用右手向后牵拉线短头,左手拇指压住线短头后伸至长线头下方,向后伸左拇指使长头在短头上方形成线袢,右手将短头在长头上向上反折,置短头于左手拇指末节之掌侧面上,用左手拇指与食指捏住短头,食指伸入袢内,拇指退出,然后用右手拇指与食指捏住短头双手拉紧。此时因结扎线的长、短两端处于交叉状态,故右手捏住短头后需两手交叉拉紧以使线结平坦,应注意的是开始结扎时,长头原在左侧,打完第一个单结后到了右侧,但仍握在左手中。打第二个单结时,两手回至正常位置,左手中指、无名指继续握住长头,右手拇指与食指继续捏住短头,左手拇指经长头的右侧转至长头下,并将长头挑起,将右手所持短头左移,越过左拇指,放在拇指与食指间,与长头形成一线袢,将左手拇指与食指对合,拇指退出,食指伸入袢内,右手将短头向下反折后置于左手拇指与食指间,左手拇指与食指捏住短头从袢内穿出,右手再次捏住短头,两手分别向左右拉紧,完成第二个单结。

(3)器械打结法:又称持钳打结法,此法用持针器或直血管钳代替一只手拉线打结,方便易行。可用于深部结扎,或线头较短,徒手打结有困难以及为节省用线等情况。

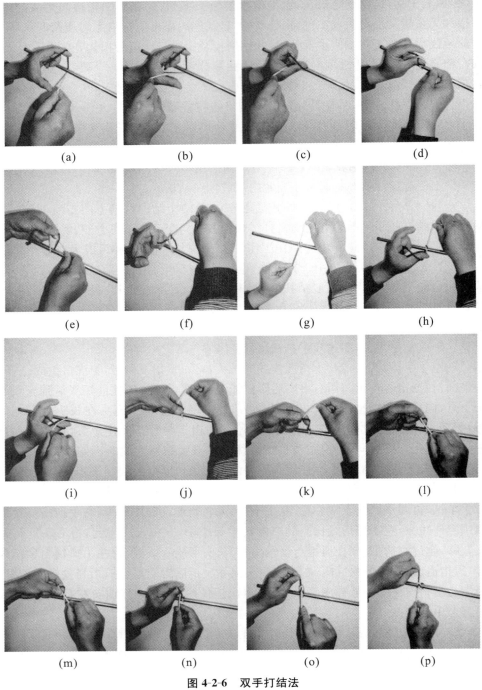

(a)　　　　　　　(b)　　　　　　　(c)　　　　　　　(d)

(e)　　　　　　　(f)　　　　　　　(g)　　　　　　　(h)

(i)　　　　　　　(j)　　　　　　　(k)　　　　　　　(l)

(m)　　　　　　　(n)　　　　　　　(o)　　　　　　　(p)

图 4-2-6　双手打结法

打结时，左手执结扎线之长头，右手执持针钳或血管钳，先将持针钳放在线长头之上，左手将长头以逆时针方向绕持针钳一周，右手将持针钳伸至对侧夹住短头拉回，双手同时拉紧，完成第一个单结；打第二个单结时，方法与第一个单结相同，不同的是方向正好相反。此法缺点是一手用器械，另一手徒手拉线易致两手用力不均从而易打成滑结；打好第一个单结时必须松下器械接着打第二个单结，这样第一个结扣容易松脱，尤其是缝合有张力时不易扎紧，需予以注意。器械打结不如单手打结可靠（图 4-2-7）。

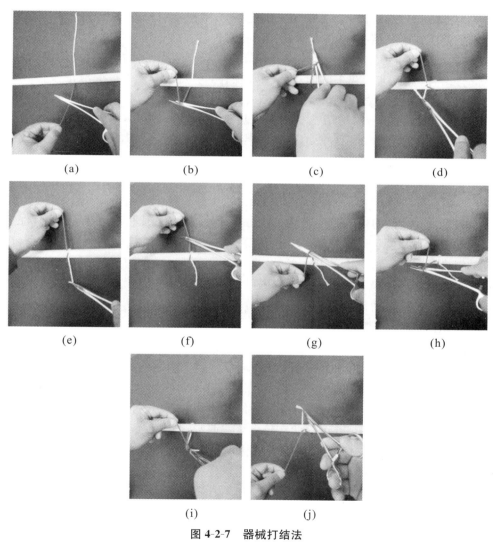

图 4-2-7　器械打结法

4. 打结注意事项

（1）无论用何种方法打结，第一结扣与第二结扣的方向不能相同，否则就成假结，容易滑脱；即使两结扣的方向相反，如果两手用力不均匀，只拉紧结扎线的一端，亦可成为滑结。打结时应避免打成假结和滑结。

（2）打结时应三点一线，即两手的用力点和结扣点三点尽量成一条直线，不可呈角向上提起，而且两手用力均匀相等，以免结扣点撕脱、结扣松弛、打成滑结。

（3）打第一结扣时，拉线方向必须顺着结扎的方向，否则由于勒割作用，结扎线容易在结扣处折断；打第二结扣时，注意第一结扣不要松弛，必要时可用一把血管钳协助压在第一结扣处，待收紧第二结扣时再移去血管钳。

（4）结扎时，用力应缓慢均匀，使得结扎可靠。两手的距离不宜离线结太远，深部打结时，常常难以双手同时进入深部操作，方法是用一手指尖滑下按住线结处，缓缓地用力并拉紧，否则易将线扯断或因未扎紧而松脱。

（5）结扎之前，常需把结扎线用生理盐水浸湿，这样可以增加线的重量，便于操作，打结时可增加摩擦力，使结扎更加牢固可靠，减少对组织的损伤，防止事故的发生。

六、缝合

缝合（Suture）的目的是使切开或外伤裂开处理后的组织、器官予以对合，促进组织愈合，或重建其通道，恢复其功能。缝合方法和技术直接影响组织的愈合，正确的缝合是保证良好愈合的基本条件，是外科手术基本操作的关键，也是手术基本功之一。缝合多用持针钳持针进行，也可徒手拿直针进行，此外还有消化道吻合器、皮肤钉合器、各种闭合器等。

1. 组织缝合应遵循的原则

（1）应准确对合组织，各层组织应按层次逐层缝合，这样既可保持原有的解剖关系，又可避免无效腔形成并减小组织缝合张力。

（2）缝合针距要疏密适度，一般情况下以两侧组织边缘能彼此靠拢为宜。缝合过疏会致组织边缘对合不严，针距间组织边缘裂开；缝合过密则会导致组织损伤过多及吻合处血运障碍，并可因留有较多缝线而影响组织愈合。

（3）组织缝合时选择合适的缝线。根据手术特点和组织缝合需要，可以选用可吸收缝线和不可吸收缝线；根据组织张力选择粗细不同的缝线。

（4）不同部位的组织缝合要求亦不同，在手术中应该重视。如腹部手术结束关闭腹壁时，腹膜缝合要光滑而不漏，前鞘缝合要能承受腹部张力，皮下缝合要松，但不能留有无效腔，皮肤缝合要对合整齐，以利愈合美观等。

2. 缝合的基本步骤

以皮肤间断缝合为例说明缝合的基本步骤(图 4-2-8)。

(1)进针:缝合时左手执有齿镊,提起皮肤边缘,右手执持针钳(执法见第四章第一节),用腕臂力由外旋进,顺针的弧度刺入皮肤,经皮下从对侧切口皮缘穿出。

(2)拔针:可用有齿镊顺针前端顺针的弧度外拔,同时持针器从针后部顺势前推。

(3)出针、夹针:当针要完全拔出时,阻力已经很小,可松开持针器,单用镊子夹针继续外拔,持针器迅速转位再夹针体(后 1/3 弧处),将针完全拔出,由第一助手打结,第二助手剪线,完成缝合步骤。

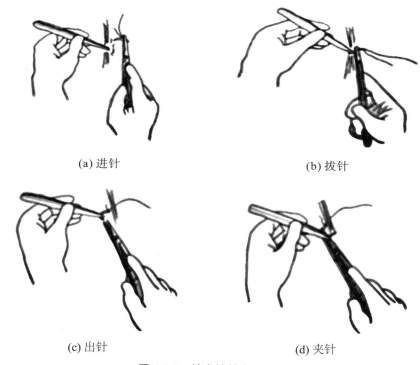

(a)进针　　　　　　　　　　　(b)拔针

(c)出针　　　　　　　　　　　(d)夹针

图 4-2-8　缝合的基本步骤

3. 缝合的方法

根据缝合后切口边缘的形态,缝合方法可分为单纯对合、内翻缝合、外翻缝合三类;根据缝合时缝线连续与否,缝合方法可分为间断缝合、连续缝合;根据缝线与缝合组织间的位置关系,缝合方法可分为水平缝合、垂直缝合;根据缝合形态,缝合方法可分为荷包缝合、半荷包缝合、“8”字缝合、“U”形缝合、“T”形缝合、“Y”形缝合等;根据缝合目的,缝合方法可分为减张缝合、皮内缝合、止血缝合等。有时会结合几种分类情况综合命名缝合方法。

常用的缝合方法有：

（1）单纯对合（Simple Closure）

单纯对合是使切口创缘的两侧平整对合的一类缝合方法。常见有以下几种：

① 间断缝合（Interrupted Suture）：为最常用的一种缝合方法，可用于皮肤、皮下组织、筋膜等多种组织缝合。缝针在距创缘 3～8 mm 处进入组织（边距依缝合组织类型而定），于相同边距自对侧边穿出。进针时尽量将针尖保持于组织垂直方向，出针时亦尽量如此（图 4-2-9）。

② 连续缝合（Continual Suture）：多用于腹膜缝合和胃肠道手术的缝合。开始时是做一单纯间断缝合。打结后剪去缝线短头，继而用该缝线缝合整个创口，结束前的一针，将缝线尾拉出留在对侧，形成连针双线与缝线尾打结。此种缝合方法具有缝合速度快、打结少、创缘对合严密、止血效果较好等优点（图 4-2-10）。

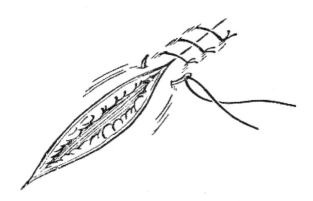

图 4-2-9　间断缝合法

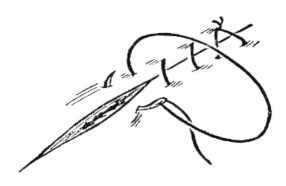

图 4-2-10　连续缝合法

③"8"字缝合(Figure-of-eight Suture)：常用于缝合腱膜及腹直肌前鞘。此法缝合使组织对合牢固，节省时间。"8"字缝合分内"8"字和外"8"字两种缝合方法。内"8"字缝合时将缝针自一侧组织刺入，以对角线方向自对侧穿出，再从开始侧刺入，自开始侧的对侧穿出，打结后缝合线在腱膜深面交叉。外"8"字缝合时将缝针自一侧刺入，平行到对侧穿出，然后缝线移至开始侧刺入，于对侧平行处穿出，打结后缝合线交叉在对合口的外面（图 4-2-11）。

④毯边缝合(Blanket Suture)：又叫锁边缝合法或连续交锁缝合法。开始与结束方法与单纯连续缝合法相同，其余各针自穿出组织后应从前一针缝合所成线袢内穿出，缝合时要求缝线必须自始至终拉紧，毯边缝合操作省时，止血效果好，多用于胃肠道断端的关闭，皮肤移植时的缝合（图 4-2-12）。

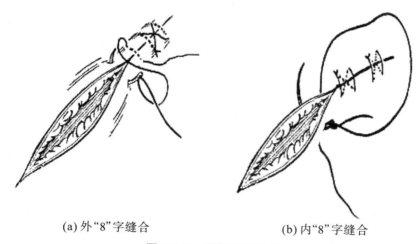

(a)外"8"字缝合　　　　　　　　　　(b)内"8"字缝合

图 4-2-11　"8"字形缝合法

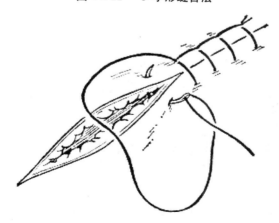

图 4-2-12　毯边缝合法

⑤ 减张缝合(Retonsion Suture)：对于缝合处组织张力大，全身情况较差时，为防止切口裂开可采用减张缝合法，主要用于腹壁切口的减张。缝合线选用较粗的丝线或不锈钢丝，在距离创缘 2～2.5 cm 处进针，经过腹直肌与腹膜之间均由内向皮外出针，以保证层次的准确性，亦可避免损伤脏器。缝合间距离 3～4 cm，所缝合的腹直肌鞘或筋膜应较皮肤稍宽。使其承受更多的切口张力，结扎前将缝线穿过一段橡皮管或纱布做的枕垫，以防皮肤被割裂，结扎时切勿过紧，以免影响血运。减张缝合由于减轻了切口处的张力，有利于切口愈合(图 4-2-13)。

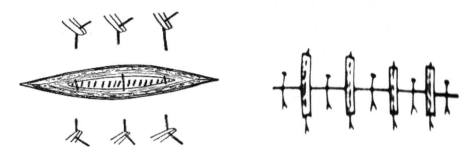

图 4-2-13　减张缝合法

(2) 内翻缝合(Inverting Suture)

缝合后切缘内翻，组织外表面光滑，消化道手术中较多使用。常用的有以下几种：

① 间断垂直褥式内翻缝合法：又称兰伯(Lembert)缝合法，缝线由浆膜进入，通过肌层折转向外，不进入内腔，缝针走向主要与切口垂直。常用于胃肠道吻合时缝合浆肌层，起加固作用，缝合后切口内翻(图 4-2-14)。

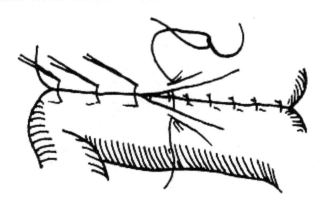

图 4-2-14　间断垂直褥式内翻缝合法

② 间断水平褥式内翻缝合法：又称何尔斯得（Halsted）缝合法，缝线由浆膜进入通过肌层折转向外，不进入内腔，缝针走向主要与切口平行，多用于胃肠道浆肌层缝合（图 4-2-15）。

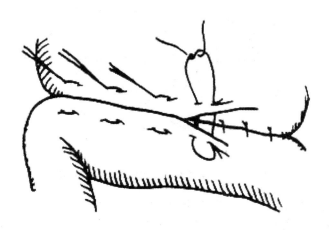

图 4-2-15　间断水平褥式内翻缝合法

③ 连续水平褥式内翻缝合法：用于缝合消化道浆肌层，即连续水平褥式浆肌层内翻缝合法，又称库兴氏（Cushing）缝合法（图 4-2-16）；用于缝合消化道全层，即连续水平褥式全层内翻缝合法，又称康乃尔（Connells）缝合法（图 4-2-17）。缝合时缝线通过组织使其内翻相对。

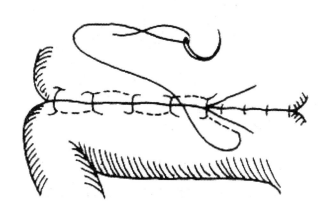

图 4-2-16　连续水平褥式内翻缝合法

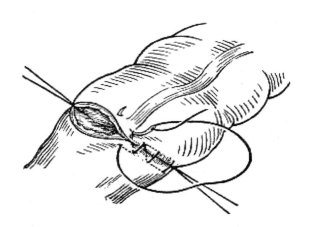

图 4-2-17　连续水平褥式全层内翻缝合法

④ 荷包缝合法：用于包埋阑尾残端，缝合胃肠穿孔或固定胃、肠、膀胱及胆囊造瘘等引流管。本法缝合时（以包埋残端为例），在阑尾根部结扎线下 5～10 mm 处做连续的浆肌层缝合一周，在切除阑尾、残端处理完毕后，将阑尾残端向荷包内推入，而后收紧浆肌层缝合线并打结包埋阑尾残端（图 4-2-18）。

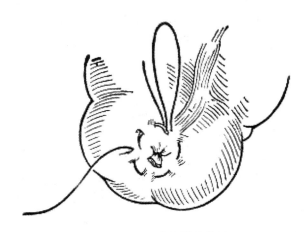

图 4-2-18　荷包缝合法

⑤ 半荷包缝合法：通常用于十二指肠残角部及胃残端角部的包埋内翻等（图 4-2-19）。

（3）外翻缝合（Everting Suture）

外翻缝合是使创缘外翻，缝合后的空腔内面保持光滑，常用于血管吻合、腹膜缝合、松弛的皮肤缝合、减张缝合等。常用的外翻缝合有：

① 间断垂直褥式外翻缝合法：常用于阴囊或老年人腹部等松弛皮肤切口的缝合。缝合后切口两侧皮缘外翻。缝合时先于距皮肤边缘约 1 cm 处刺入皮肤，经皮下垂直横过切口至对侧皮肤边缘约 1 cm 处穿出，再于穿出侧距皮缘约 2 mm 处穿入皮肤，经皮下于穿入侧距皮缘约 2 mm 处穿出皮肤，两线头结扎后皮缘外翻，防止皮缘内陷所致两侧表皮相接触而影响愈合（图 4-2-20）。

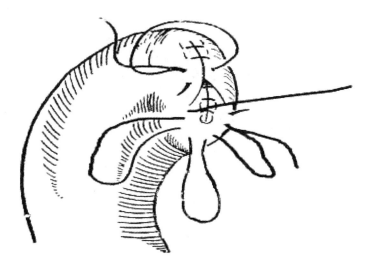

图 4-2-19　半荷包缝合法（十二指肠残端下角包埋）

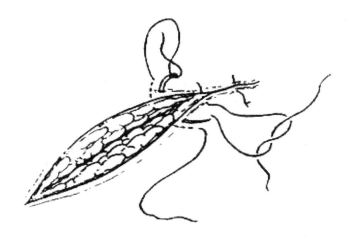

图 4-2-20　间断垂直褥式外翻缝合法

② 间断水平褥式外翻缝合法：缝针主要走向与切口平行，进针与切缘较近（约2 mm），缝合方法与垂直褥式外翻缝合法基本相似。常用于皮肤等组织缝合（图 4-2-21）。

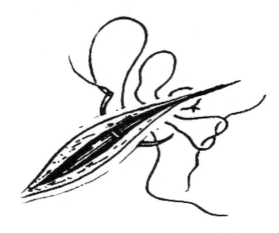

图 4-2-21 间断水平褥式外翻缝合法

③ 连续水平褥式外翻缝合法：连续水平褥式外翻缝合法与间断水平褥式外翻缝合法基本相同，只是缝线一直到底，缝合只用一根缝线。多用于血管壁的缝合（图 4-2-22）。

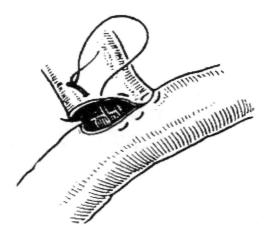

图 4-2-22 连续水平褥式外翻缝合法

4. 缝合的注意事项

缝合方法有很多，缝合时应注意：

（1）各组织层应准确对合：按组织层次逐层进行缝合，避免重叠或遗漏造成无效腔。

（2）缝合针距要疏密适度：在一般情况下，应以两侧组织边缘能彼此靠拢为宜。针距过稀则组织对合不严，形成针距间组织边缘裂开；缝合过密则可使血运障碍及组织损伤过多，并因留有较多缝线而影响组织愈合。

（3）缝合结扎松紧适度：应以能维持两侧创缘彼此接触为宜。结扎过紧或过松均可导致与缝合针距过稀或过密相似的不良后果。

（4）不同组织缝合要选用相应的针与线：一般将三角针限于缝合皮肤或瘢痕及软骨等坚韧组织，其他组织均用不同规格的圆针缝合。缝线的粗细要求以能抗过组织张力为准。缝线太粗，不易扎紧，且存留异物多，组织反应大。

七、引　流

外科引流（Drainage）是针对积存于体腔内、关节内、器官或组织的液体（包括血液、脓液、炎性渗液、胆汁、分泌液等）或气体引离原处，排出体外，以防止在体腔或手术野内蓄积，继发压迫症状、并发感染或组织损害。广义的引流还包括内引流，如胃肠减压、留置导尿和胃肠之间的短路吻合等。

1. 外科引流的目的

引流是一项手术的基本处理，通过引流可以达到以下目的：

（1）防止各种液体存留在组织裂隙或体腔内，影响组织修复愈合，防止继发感染或感染加重。

（2）术后观察手术区内有无活动性出血或缝（吻）合处漏出，检查监测各种引流液的性状、数量和成分的变化。

（3）通过引流可以局部减压，有利于机体康复。如胸部手术放置闭式引流可以排气、排液，还有利于肺的膨胀；胆道、膀胱术后引流可以降低管道内压力，有利于手术愈合。

（4）通过引流管施行术后治疗，如灌洗、用药等。

2. 外科引流的分类

根据引流去向的不同，外科引流分为内引流、外引流；根据引流方式的不同又可分为主动引流、被动引流等。内引流是通过手术建立通道使聚集的液体移出；外引流则是借助各种引流材料，依靠放置部位与外界的压力差、重力作用、虹吸作用及必要的附加措施（如对引流管进行负压吸引）等，将积存的液体移至体外。外科术后的引流主要是指外引流。外引流又常分为开放引流和闭合引流，开放式引流的作用机理主要是吸附作用和导流作用，缺点是容易有外源性污染；闭合引流的作用机理主要是虹吸作用和负压作用。主动引流主要是通过负压作用将液体气体吸出体外，可防止逆行污染，并可使无效腔迅速缩小；被动引流主要是通过虹吸作用将体内液体吸出体外。引流技术使用的好坏可直接影响到疾病的康复。

3. 外科引流的适应证

外科引流可起到治疗和预防作用,治疗性的引流主要适应:

(1) 局限性的脓肿、化脓性感染、病理性积液等,手术切开需要引流。

(2) 消化道瘘,进行引流辅助治疗可以促进伤口愈合。

(3) 减压作用,为了减轻气体、液体的积聚或组织水肿等造成的张力压迫。如脑室引流可降低颅内压,胆总管切开 T 形管引流可降低胆管内压力,造口术后放置引流可减轻脏器内压力。

预防性的引流适用于虽经外科治疗但易继发感染、出血、积液、积气等。并发症的疾病如肿块摘除后,残腔不易消灭可能会产生积液;软组织广泛挫伤,创面广泛剥离,有继续渗血渗液的可能;胸腔内手术后,防止积液、积气及有利于肺扩张;严重污染、感染伤口,或有坏死组织未彻底清除;肝、胆、胰泌尿系统等外伤或手术后,防止液体外渗和积聚等。上述情况都可以行预防性引流。

4. 外科引流作用机制

(1) 吸附作用:在伤口内放置纱布类(盐水纱布、凡士林纱布等)引流物,由于纱布的刺激,引起组织液、淋巴液等大量渗出,伤口液体借助于纱布毛细管的吸引作用,而被引流出体外。

(2) 导流作用:在伤口内放置导管状引流物,伤口内液体借助导管腔内外压力差,通过导管被引流出体外。导管引流效果直接受到引流管管径大小、质地、长度和使用方法等的影响。

(3) 虹吸作用:体内位置较高的腔内液体通过引流管流入位置较低的引流瓶中,这就是应用了虹吸引流的原理,这一作用条件是体腔中压强与瓶中压强相等,内管口不能露出液面。

(4) 负压作用:将引流管连接于减压器,借助负压作用吸出伤口内液体、气体,减轻组织周围的压力,利于机体康复。

5. 引流物种类

常用的引流物种类:

(1) 纱布引流条:一般用于浅部伤口,有油纱条(浸凡士林或石蜡油制成)和盐水纱条。油纱条滑润而少刺激,可使伤口渗液和脓液引流顺利,还能防止伤口两边过早黏闭,但不能阻止伤口渗血。伤口有渗血时宜用盐水纱条,外用干纱布包扎促使止血,但这样不利于脓液引流,因为盐水纱条迅速干结,伤口止血后应改用油纱条引流。

(2) 橡胶引流片:用于腔隙较窄的伤口,如脑、关节、甲状腺等的手术切口,取下引流条后伤口可较快愈合。

　　(3) 烟卷引流管:由纱布引流条和橡胶引流片组成,即在纱布引流条外层包裹一层橡胶片,形成类似香烟式的引流条,又称香烟式引流条。由于外周柔软、光滑,故不易压伤周围组织。使用时须将内置端的外周橡胶剪数个小孔,以增加吸附面积,并需先将其浸湿无菌盐水后再置入伤口内,用于渗液不多的深部创腔。

　　(4) 橡胶引流管:橡胶引流管最常用,其形状、粗细和硬度不一,按需要选用。一般取直径约 0.6 cm 的软胶管(过去常用输液管),长短根据伤口深度,条数根据渗液多少和引流口大小(或数目)决定。胸腔引流管宜用直径 1 cm(或稍粗)的胶管,用于引流充分及连接水封瓶。其他如 T 形管主要用于引流胆总管胆汁;气囊双腔管(否勒导尿管)主要用于前列腺切除后压迫创面和引流尿液等;蕈状导尿管和普通导尿管等,可根据需要用于其他腔隙的引流。

　　(5) 套管式塑料引流管:原称槽式引流,主要用于腹腔深处引流,其外套有多孔防止被肠管等阻塞引流,内管可连接负压容器,也可进行灌注冲洗。

　　所有留置引流管(条),在伤口外均需设法固定,如用胶布、别针或缝线,以防脱出或者落进伤口内。离手术台前应暂将外端管腔封闭,包以无菌敷料。

　　6. 各类引流的优缺点

　　(1) 烟卷引流因刺激大,引流效果不佳,现已很少采用。

　　(2) 乳胶管引流,其胶管较硬,乳胶对机体刺激大,而且引流管与外界开放增加了腹腔感染的机会,另有报道称引流管压迫肠管引起坏死、肠瘘。其应用受到一定的限制。

　　(3) 双套管持续负压引流是较为理想的引流方式。但双套管引流管壁较厚,内管管径小,易被堵塞,常有引流不畅现象。

　　(4) 硅胶负压引流管的特点是:质地柔软,管径较细,管径内有多个纵行波纹嵴,管壁侧孔多,是一种装置密封、不漏气、不倒流、负压均衡适中的单向负压引流。而且硅胶管对机体组织反应小,不易被大网膜等组织包裹而堵塞引流孔,引流效果比较理想,很少出现严重的并发症。

　　据报道,主动引流较被动引流相对较好。引流管虽然是一种异物,但也是沟通体腔内外的桥梁,正确使用有利于病情的改善。然而使用不当则可引起并发症,增加感染概率。相对而言,管状引流比烟卷引流好,主动引流较被动引流好,负压引流是较为理想的引流方式。

　　7. 外科引流临床应用

　　外科引流在临床中经常使用,为了便于大家了解,可概括为以下几点:

　　(1) 感染性疾病引流:

　　① 浅表较小的脓肿切开排脓后,用凡士林纱布引流;

　　② 深部较大的脓肿切开排脓后,用软胶管引流。手指脓肿常使用对口橡皮片

引流；

③ 急性骨髓炎、化脓性关节炎使用闭式冲洗引流管引流；

④ 胸腔脓肿使用胸腔水封瓶闭式引流；

⑤ 腹腔脓肿、化脓性疾病多使用橡胶管引流；

⑥ 深部组织引流大多需用闭合式主动引流，如引流不通畅，后期也可改用开放式被动引流；

⑦ 结核性脓肿一般不做引流；

（2）非感染性疾病引流：常规颅脑、颈部、胸腔、腹腔、脊柱、四肢关节、泌尿系统等手术，多采用闭式引流。

（3）污染性伤口，伤口内放置引流物进行引流和处理可降低感染发生率。

8. 引流注意事项

（1）根据疾病的性质、手术中情况，以决定选择使用何种引流方法以及何种引流物。

（2）一般引流物内端应置于伤口底部或接近需要引流的部位，胃肠手术应放在吻合口附近。

（3）闭式引流其引流物不从原切口出来，而从切口旁另戳孔引出体表，以免污染整个切口并发感染。

（4）引流物必须固定牢靠。

（5）在缝合组织时注意勿将引流物缝于深部组织中。

（6）术后必须维持引流通畅，即时清除引流管内堵塞物。

（7）术后应详细观察引流液的数量、颜色、气味，以判断疾病的转归。

9. 临床常见引流物拔除指征

（1）无菌手术：预防性引流物如渗出液（血）已停止或引流量少于 $30\sim50$ mL/d，可于手术后 $24\sim48$ 小时内一次拔除。

（2）脓肿引流：在脓腔缩小，引流量显著减少，小于 10 mL/d，可采用更换细引流管或逐渐拔除，有时可用 X 线造影检查或通过 B 超、CT 或 MRI 等检查手段观察脓腔是否消失，再决定引流物能否拔除。

（3）肝、胆、胰、十二指肠、泌尿系统手术：一般保留至术后 $5\sim7$ 天，未见引流液流出方可拔除。

（4）胃十二指肠减压管：一般术后 $2\sim5$ 天拔除。其拔管指征：① 吸引量明显减少，无腹胀，夹管后亦无腹胀；② 肠蠕动恢复，肠鸣音正常；③ 肛门有排气、排便。

（5）胆总管引流管：一般在术后 $2\sim3$ 周拔除，拔除时体温正常，胆管内无感染、胆总管远端畅通无阻。胆总管引流管拔管指征：① 体温正常，黄疸消退，胆汁清亮，无絮状物及结石残渣，显微镜检无脓球；② 胆汁引流量逐日减少，粪便颜色正常；③ 引流管抬高，夹闭 3 天，无右上腹胀痛不适，无发热黄疸；④ 胆道造影显示胆总管下端无阻塞，无结石存在。

（6）胸腔引流管：视病情而定，一般于术后 2～4 天拔除。拔管指征：① 肺膨胀良好（通过肺部听诊 X 线检查确定）；② 水封瓶玻璃管水柱无波动或 24 小时内引流量少于 50～60 mL；③ 夹管 24 小时，胸腔不再积气，即可拔管；④ 脓胸引流管，闭式引流时，要经常注水测定脓腔大小，必要时，用碘酒或 12.5% 碘化钠溶液注入脓腔造影，如脓腔缩小至低于 15 mL 时，可取出引流管，伤口换药，使其自行愈合。

八、剪线

剪线（Cutting Suture）包括结扎不同组织后线头的剪除和出院前皮肤愈合后缝线的拆除。

1. 剪结扎线

剪结扎线（Cutting Ligature）时，将结扎线提起，偏向一侧，二助线剪刀部大部分关闭，用未关闭的小部分刃部（1.5～2 cm）沿结扎线下滑至线结，旋转剪刀 30°～45°，闭合剪刀，剪短结扎线。剪线动作要领可以用四个字来概括："靠、滑、斜、剪"（图 4-2-23）。

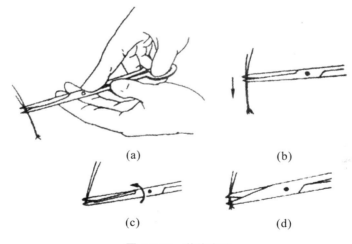

(a)　　　　　　(b)

(c)　　　　　　(d)

图 4-2-23　剪线方法

剪结扎线时旋转剪刀的度数决定于需要保留线头的长度，剪线时所留线尾长度要适当。深部组织缝合时，若缝线为可吸收线，则所留线尾长度需 5 mm 以上；若缝线为不可吸收线，则线尾仅需 1～2 mm 即可防止线结松开。为了安全起见，重要部位线头可以稍微留长一些，但线尾过长，可致异物反应加重。用丝线缝皮时,线尾以保留 0.5～1 cm 为宜,过短不便于拆线,过长则易与相邻缝线纠缠或陷入切口内。

2. 拆线

手术时使用了很多缝线用于结扎和缝合,只有缝合皮肤的缝线在伤口基本愈合后需尽早拆除。若皮肤缝线保留日期过长,可发生针眼感染。要参考病人全身情况、组织愈合能力、缝合张力、缝线种类等因素决定拆线时间。用肠线缝合皮肤者,不需拆线(Removing Suture);用丝线缝合者,头、颈部术后 4～5 天拆线;胸、腹部和一般切口术后 5～7 天可拆线,四肢切口 7～9 天拆线,邻近关节处和四肢末端 10～14 天拆线;如手术时皮下组织及筋膜等深层组织缝合严密、皮肤切口张力不大时,可于术后 2～4 天间隔拆除缝线,待 1～2 天后拆除余线;当切口张力较大或怀疑愈合不佳时可延期拆线或间隔拆线;如缝线周围发生感染,则应提前拆线。

拆线是必须掌握的基本操作技术。拆线时先去除切口敷料,用 75% 酒精或碘伏消毒切口皮肤和缝线,左手用皮肤镊夹持并提起线头,稍用力使线结埋于皮内的缝线稍显露,右手持拆线剪用剪尖在线结下将露出部剪断,持镊左手与皮肤约成45°,向切口对侧垂直切口方向用力将缝线拔出。拆线时勿使外露的缝线再经皮下抽出,以免带入细菌引起针孔感染;拔线时也应注意用力大小和方向,避免撕开新鲜愈合的切口(图 4-2-24)。

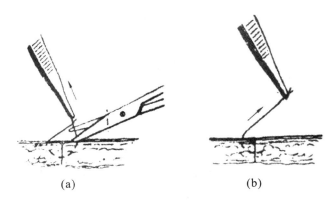

(a)   (b)

图 4-2-24 拆线方法

第五章　心肺复苏基础

心肺复苏(Cardiopulmonary Resuscitation,CPR)指针对呼吸和循环骤停所采取的抢救措施,主要是通过心脏按压形成暂时的人工循环并诱发心脏的自主搏动,以人工呼吸替代病人的自主呼吸。心肺脑复苏(Cardiopulmonary Cerebral Resuscitation,CPCR)指通过抢救重危病人所采取的系列措施,使得心、肺、脑等重要器官功能能得到恢复或改善,挽救病人的生命,提高生存质量。随着医学的发展,复苏的内容和概念已发生变化,现代医学将有关抢救重危病人所采取的措施都称为复苏。心肺复苏的初步目的是使心跳和自主呼吸恢复,复苏后病人的生存质量关键在于中枢神经系统功能的恢复。脑细胞缺血缺氧最易遭受损害,因此,心肺复苏开始就应积极防治脑细胞的损伤,维持脑组织的灌流是心肺复苏的重点之一,心肺复苏时力争脑功能的完全恢复。所以"心肺复苏"实质上要求达到"心肺脑复苏"。心肺复苏包括心肺复苏和复苏后的防治过程,也有人将它分为三个阶段,即基本生命支持(Basic Life Support,BLS)、高级生命支持(Advanced Life Support,ALS)和复苏后治疗(Post-cardiac Arrest Care,PCAC)。随着老龄化社会的到来,为了大众的健康,应该积极普及推广心肺复苏的基本知识,为心脏骤停的病患进行及时有效的救治争取时间,给患者康复带来希望,提高患者生存的质量。

心脏骤停是指因各种原因引起的心脏突然停止跳动,有效泵血功能消失,引起全身严重缺血、缺氧,若不及时抢救可引起死亡。遇见心脏骤停患者,应该立即进行心肺复苏。心脏停搏 5～10 秒可出现眩晕或晕厥,超过 15 秒可出现晕厥和抽搐,超过 20 秒可出现昏迷;若心脏停搏超过 5 分钟常可造成大脑严重损伤或死亡,即使心脏复跳也往往会遗留不同程度的后遗症。心肺复苏成功与否的关键是复苏时间。资料显示:4 分钟内进行复苏者,一半的人可被救活;4～6 分钟内进行复苏者,10% 可被救活;超过 6 分钟存活率仅 4%;超过 10 分钟存活率几乎为零。心脏骤停是临床上最危重的急症,必须争分夺秒积极抢救,尽早进行心肺复苏,争取"黄金 4 分钟"实施抢救。

美国心脏学会和国际复苏联盟发布的心肺复苏指南对心脏骤停者的"生存链"提出 4 个重要环节:① 早期识别和启动紧急医疗服务系统(Emergency Medical Services Systems，EMSS);② 早期进行 CPR;③ 早期进行电除颤;④ 早期由专业人员进行高级生命支持。循证医学研究证实,在这 4 个环节中,早期电除颤是挽救病人生命最关键的环节。目前心肺复苏的程序、方法要点为:

1. 提倡早期除颤。如果在室颤发生的最初 5 分钟内进行除颤,并在除颤前后进行有效的 CPR,将使复苏成功率成倍提高。因此,判定为心脏停搏后,应首先电话求助,开始 CPR,启动紧急医疗服务系统(EMSS),目的是尽早得到并应用自动除颤器(AED)。

2. 有效、不间断的胸外心脏按压。CPR 必须从意外发生的即刻就开始进行,按压应有力、迅速,每次按压后胸廓应充分复位,尽量保持按压的连续性。

3. 进行有效人工呼吸,及时提供重要组织细胞氧气,减轻机体细胞损害。

4. 建立紧急医疗服务系统。普及复苏基本知识和技术,组织调动全社会的力量进行施救,对于尽早采取复苏措施具有重要意义。广泛开展心肺复苏等急救基本知识的普及至关重要,特别是基层医务人员、医疗辅助人员、消防队员、警察、司机及事故易发单位的工作人员等更应接受培训。在医院内应建立紧急医疗服务系统,由接受过特殊训练的医师、护士及相关人员组成。组建高级生命支持团队,配齐复苏设备,定期检查,以便能高效率、高质量地完成复苏急救任务。

第一节　心　肺　复　苏

心肺复苏又称初期复苏,是基本生命支持(BLS)阶段,是呼吸、循环骤停时的现场急救措施,一般都缺乏复苏设备和技术条件。心肺复苏的主要任务是迅速有效地恢复生命器官(特别是心和脑)的血流灌注和供氧,是心搏骤停挽救病人生命的基本急救措施。心脏按压、呼吸道通畅和人工呼吸是 BLS 的主要措施。

引起成人心脏骤停的原因主要是心脏疾病(冠状动脉疾病多见)、创伤、淹溺、窒息、药物过量、出血、脑卒中等;气道梗阻、烟雾吸入、溺水、感染、中毒等是小孩心脏骤停较常见的病因。

心脏骤停的临床表现主要有突然意识丧失或抽搐;大动脉搏动(股动脉、颈动脉)消失;听不到心音,测不到血压;急性苍白或发绀,继而呼吸停止,瞳孔散大、固定,肛门括约肌松弛等。

心脏骤停时心电图常有 3 种类型:

(1) 心室颤动(Ventricular Fibrillation),最为常见,占绝大多数;表现为 QRS 波消失,代之以规则或不规则的心室扑动或颤动波。

(2) 电-机械分离(Electro-mechanical Dissociation),占少部分,表现为缓慢,宽

大,低幅的 QRS 波,但不产生有效的心室机械性收缩。

(3) 心室停顿(Ventricular Standstill),占极少数,因心室电活动停止,心电图呈一直线或尚有心房波;一般认为,心室停顿和电机械分离复苏成功率较低。

心脏骤停实验室和器械检查:心电图出现心室颤动、心室停搏或室性自搏心律等;脑电图的表现为脑电波低平。

事实上只要患者有急性意识丧失和大动脉搏动消失两项,就足以确立心脏骤停的诊断,不必依靠实验室和器械检查,以免延误抢救时机。2015 年《AHA 心肺复苏及心血管急救指南》(2015 American Heart Association Guidelines for Cardiopulmonary Resuscitation and Emergency Cardiovascular Care)中不再强调把检查时是否有大动脉搏动作为诊断心搏骤停的必要条件,也将"看、听、感"作为判断是否有呼吸存在的方法从复苏指南中删除,目的是争取时间尽早进行心肺复苏。

基本生命支持主要包括:

一、判定心搏骤停及时启动紧急医疗服务系统(EMSS)

心搏骤停的识别非常重要,但也相当困难。时间对心搏骤停者相当宝贵,越早识别心搏骤停,及时启动心肺复苏,救活病人的几率越大。为了避免在判断过程中花费过多时间,2015 年 AHA 心肺复苏指南中将判断标准降低并简化,对非专业人士来说,如发现有人突然神志消失或昏厥,轻拍其背部并大声呼叫无反应(无应答、无活动),无呼吸或有不正常呼吸(如喘息),就应判定已发生心搏骤停,立即打电话求救,启动 EMSS,争取最快速度得到专业人员救助和电除颤器(AED)。启动 EMSS 的同时应启动 CPR。

二、及时进行心肺复苏(CPR)

CPR 是复苏的关键,最好在启动 EMSS 的同时启动 CPR。心脏按压是 CPR 的重要措施之一。2015 年 AHA 复苏指南指出,CPR 时,首先进行胸外心脏按压 30 次,随后再开放呼吸道并进行人工呼吸。因为心搏骤停时最初时段仍有氧气存留在肺内和血液中,通过心脏按压可以建立血液循环,将氧送到大脑和心脏,有利于大脑和心脏功能的恢复。

(一) 心脏按压

心脏按压是指间接或直接按压心脏以形成暂时的人工循环的方法。心搏骤停是指心脏突然丧失排血功能而导致全身血液循环停止并发生组织缺血缺氧的状态。心脏停搏时丧失其排血能力,使全身血液循环处于停止状态,可表现为三种类型:① 心室停顿,心脏完全处于静止状态;② 心室纤颤,心室呈不规则蠕动而无排血功能;③ 电机械分离,心电图显示有心电活动(心室复合波),但无机械收缩和排血功能。不管什么原因的心脏停搏,都表现为全身有效血液循环停止,组织细胞失去血液灌注,导致缺血缺氧。因此,BLS阶段处理方法和程序基本相同,尽早建立有效的人工循环对病人的预后产生显著影响。有效的心脏按压能维持心脏的充盈和搏出,诱发心脏的自律性搏动,并可预防心脑等生命重要器官因较长时间的缺血缺氧而导致的不可逆性改变。心脏按压分为胸外心脏按压和开胸心脏按压两种方法:

1. 胸外心脏按压

在胸壁外施压对心脏间接按压的方法称为胸外心脏按压(External Chest Compression)(或闭式心脏按压)。这种心脏按压方法是非专业人士容易学习和掌握的方法,通过心泵机制和胸泵机制,建立人工循环,保护心、脑等功能免受损害。胸外心脏按压之所以能使心脏排血,是由于心脏在胸骨和脊柱之间直接受压,使心室内压升高推动血液循环(心泵机制)。研究表明,压迫胸壁对胸膜腔内压改变起着主要作用,在胸外心脏按压时,胸内压力明显升高并传递到胸内的心脏和血管,再传递到胸腔以外的大血管,驱使血液流动;当按压解除时,胸膜腔内压下降血液又回流到心脏(胸泵机制)。BLS时通过心脏按压,只要正确操作,即能建立暂时的人工循环,动脉压可达到 80～100 mmHg,能够防止脑细胞等的不可逆损害。

施行胸外心脏按压时,病人必须平卧,背部垫一木板或平卧于硬地板上。术者立(或跪)于病人一侧。胸外心脏按压的部位在胸骨下 1/2 处或剑突上 4～5 cm 处,成人简易判定为两乳头连线与胸骨交界处。将一手掌根部置于按压点,手指向上方跷起,另一手掌根部覆于前者之上两手指间相扣,两臂伸直,凭自身重力通过双臂和双手掌,垂直向胸骨加压,使胸骨下陷 5～6 cm(儿童约为 5 cm,婴儿约为 4 cm)(图 5-1-1)。

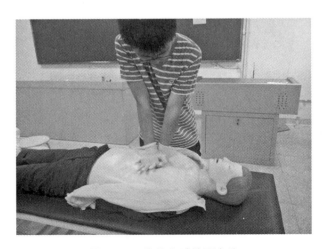

图 5-1-1　胸外心脏按压方法

胸外心脏按压应有力而迅速,每次按压后应使胸廓完全恢复原位,如果胸廓不能完全复位可导致胸膜腔内压升高,冠状动脉和脑血流的灌注减少。胸外心脏按压在按压时心脏排血,按压解除时心脏再充盈,如此反复操作,形成人工循环。高质量 CPR 要求胸外心脏按压频率为 100~120 次/分;按压使胸骨下陷 5~6 cm(儿童约为 5 cm,婴儿约为 4 cm);每次按压后胸廓充分回弹,维持心脏按压的连续性,尽量避免或减少因人工呼吸或电除颤而致心脏按压中断(中断时间不能大于 10 秒),防止过度通气。按压与松开的时间比为 1:1 时心排血量最大。胸外按压与人工呼吸的比例,现场急救人员不管是成人还是儿童都为 30:2。专业人员急救时儿童为 15:2。如果已经在气管内插管,人工呼吸频率为 8~10 次/分,可不考虑是否与心脏按压同步的问题。

心脏按压有效时可以触及颈动脉或股动脉的搏动,但只有心肌起搏系统有足够的血液灌流,才有可能恢复机体的自主循环。实验研究表明,在 CPR 期间,心肌血流量达到 15~20 mL/(min·100 g),主动脉舒张压达到 40 mmHg,冠状动脉灌注压达到 15~25 mmHg 时,机体一般都能恢复自主循环。监测呼气末 CO_2 分压($P_{EF}CO_2$)用于判断 CPR 的效果可靠。$P_{EF}CO_2$ 升高表明心排出量增加,肺和组织的灌注改善,自主循环恢复最早的变化是 $P_{EF}CO_2$ 突然升高,可达 40 mmHg 以上。心脏按压过程中如果瞳孔立即缩小并对光有反应者,预后较好。如无药物的影响而瞳孔始终完全散大且角膜呈灰暗色者,预后一般不良。但瞳孔的变化只能作为复苏效果的参考,不宜根据瞳孔的变化来决定是否继续复苏。

胸外心脏按压较常见的并发症是肋骨骨折。肋骨骨折可损伤内脏,引起内脏的穿孔、破裂及出血等。尤以心、肺、肝和脾实质性脏器较易遭受损伤,应尽量避免。老年人由于骨质较脆而胸廓又缺乏弹性,更易发生肋骨骨折,应倍加小心。

2. 开胸心脏按压

开胸心脏按压(Open Chest Cardiac massage)是打开胸腔直接进行心脏按压,又称胸内心脏按压。胸外心脏按压可使主动脉压升高,但右房压、右室压及颅内压也升高,因此冠脉的灌注压和血流量并无明显改善,脑灌注压和脑血流量的改善也有限。开胸直接心脏按压更容易刺激自主心跳的恢复,且对中心静脉压和颅内压的影响较小,因而增加心肌和脑组织的灌注压和血流量,有利于自主循环的恢复和脑细胞的保护。但开胸心脏按压在条件和技术上的要求都较高,必须由专业人员在有条件时进行,因此胸内心脏按压多难以立即开始,以至会延迟心肺复苏时间。但对于胸廓严重畸形,胸外伤引起的张力性气胸,多发性肋骨骨折,心包填塞,心脏停搏发生于已行开胸手术者,应该首选开胸心脏按压。胸外心脏按压效果不佳并超过 10 分钟者,只要具备开胸条件,应采用开胸心脏按压。尤其在手术室内,应于胸外心脏按压的同时,积极进行开胸的准备,一旦准备就绪而胸外心脏按压仍未见效时,应立即进行开胸心脏按压。

（二）保持呼吸道通畅

呼吸道通畅是进行人工呼吸的前提条件。昏迷病人很容易导致呼吸道梗阻,常见原因是呼吸道内的分泌物、呕吐物和其他异物堵塞呼吸道和舌后坠引起呼吸道梗阻。在进行人工呼吸前必须清除呼吸道内的分泌物、呕吐物和其他异物,保持呼吸道通畅。解除舌后坠引起的呼吸道梗阻可采取头后仰法（图 5-1-2）。采用仰头提颏法开通气道:抢救者将手置于患者的前额用力加压,使头后仰,另一手的示指、中指抬起下颌,使下颌尖、耳垂的连线与地面呈垂直状态。对颈椎和脊髓损伤可采用推举下颌法:抢教者位于患者头侧,两手拇指置于患者口角旁,余四指托住患者下颌部,保证头部和颈部固定,用力将患者下颌角向上抬起。条件成熟时可放置口咽或鼻咽通气道、食管堵塞通气道或气管内插管,以保持呼吸道通畅。

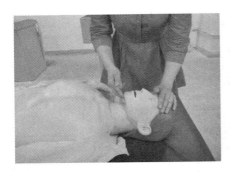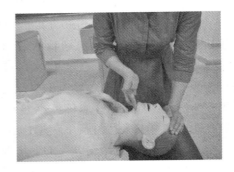

(a) 仰头提颏法

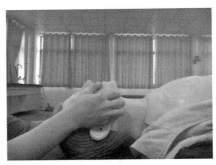

(b) 推举下颌法

图 5-1-2　头后仰法

（三）人工呼吸

在 BLS 期间,尤其是因溺水等窒息导致的心搏骤停者,已存在低氧血症,人工呼吸与心脏按压同样重要。心脏按压 30 次进行人工呼吸 2 次,保证气体交换,使重要脏器尽量减少缺血缺氧造成的损害。

1. 口对口人工呼吸

口对口人工呼吸最适于现场复苏。口对口人工呼吸,在先行心脏按压的前提下,开通气道后立即进行 2 次人工呼吸。合适潮气量 500～600 mL,以可见胸廓起伏即可。单人操作时两次人工呼吸后立即胸外按压,双人操作心脏按压不停止。具体操作:① 用按前额手的拇指和示指捏紧患者鼻孔,另一只手置于病人颈部后方并抬起;② 抢救者自然吸气后,将患者的口完全包在抢救者的口中,将气吹入患者的气道和肺内,给予患者足够的通气,每次须患者的胸廓隆起,持续吹气时间 1 秒以上;③ 吹气完成后,抢救者口离开患者口并同时松开捏紧鼻孔的手指,观察患者胸廓起伏恢复情况,继之完成第二次人工呼吸。人工呼吸时尽量避免过度通气,更不能因人工呼吸而中断心脏按压。有心跳时人工呼吸为 10～12 次/分(成人)。口对口人工呼吸的要领是每次深吸气时必须尽量多吸气,吹出时用力,这样可使吹出的气体氧浓度较高(可达 16% 以上),PaO_2 可达 75 mmHg。

2. 球囊面罩通气

球囊面罩由单向阀、球体、出气阀、储气囊等组成,又称“简易呼吸器”。便于携往现场施行人工呼吸。使用时将面罩扣于病人口鼻部,挤压呼吸囊即可将气体吹入病人肺内,松开呼吸囊时,气体被动呼出,经活瓣排到大气。将面罩与球囊连接,并可接通氧气源(氧气流量调整为 12～15 L/min),提高吸入氧浓度。具体操作:① 抢救者一手持球体,另一手持面罩;② 将面罩紧扣在患者的口鼻处,尖端朝向患者额部,宽端朝向患者下颌部;③ 固定面罩,使之与患者皮肤连接处不漏气;④ 按压球囊,使气体进入患者气道和肺部,挤压时间不少于 1 秒,松开球囊让球囊恢复。人工气道建立后,也可将其与人工气道相连接进行人工呼吸。

3. 机械通气

利用呼吸机等机械装置辅助或取代病人的自主呼吸,称机械通气。进行机械通气必须先建立人工气道,主要在医疗场所抢救危重病人时使用。

三、早期电除颤(Early Electric Defibrillation)

电除颤是以一定能量的电流冲击心脏使室颤终止的方法,以直流电除颤法最为广泛应用。心脏骤停时最常见的心律失常是心室纤颤,发生率最高。终止心室纤颤最有效办法是电除颤,时间是关键。室颤后 4 分钟内、CPR 8 分钟内除颤可使其预后明显改善。电除颤是目前治疗室颤和无脉室速的最有效方法,也是尽早启动 EMSS 的目的之一,即尽早得到自动除颤器(AED)以便施行电除颤。电除颤分胸内除颤和胸外除颤。胸外除颤时将一电极板放在靠近胸骨右缘的第 2 肋间,另一电极板置于左胸壁心尖部。电极下应垫以盐水纱布或导电糊并紧压于胸壁,以免局部灼伤和降低除颤效果。双相波型电击能量设定 200 J,与 360 J 单相波型电击电除颤成功率相当或更高。首次胸外除颤电能≤200 J(焦耳),第二次可增至 200～300 J,第三次可增至 360 J(小儿开始的能量一般为 2 J/kg,再次除颤至少为 4 J/kg,最大不超过 10 J/kg)。如果一次电击不能消除心室颤动,再次进行电击的递增优势很小,应立即恢复胸外按压。开胸后将电极板直接放在心室壁上进行电击称为胸内除颤,胸内除颤成人从 10 J 开始,一般不超过 40 J(小儿从 5 J 开始,一般不超过 20 J)。除颤后应立即进行高质量的 CPR。

心肺复苏有效体征和终止复苏的指征:

(1) 观察颈动脉搏动,有效时每次按压后就可触到一次搏动。若停止按压后搏动停止,表明应继续进行按压。如停止按压后搏动继续存在,说明病人自主心搏已恢复,可以停止心脏按压。

(2) 若无自主呼吸,人工呼吸应继续进行,或自主呼吸很微弱时仍应坚持人工呼吸。

(3) 复苏有效时,可见病人有眼球活动,口唇、甲床转红,甚至手脚可动;观察瞳孔时,可由大变小,对光反射逐渐恢复。

(4) 当有下列情况可考虑终止复苏:① 心肺复苏持续 30 分钟以上,仍无心搏及自主呼吸,现场又无进一步救治和转运条件时可考虑终止复苏;② 脑死亡,如深度昏迷,瞳孔固定,角膜反射消失,将病人头向两侧转动,眼球原来位置不变等,如无进一步救治和转运条件,现场可考虑终止复苏;③ 经过基本生命支持和高级生命支持抢救,心脏没有电活动,持续时间超过 30 分钟,确定临床心脏死亡可考虑终止复苏。

第二节　复苏后防治

复苏后防治包括高级生命支持和复苏后治疗。高级生命支持(ALS)是基本生命支持的延续,是以高质量的复苏技术,复苏器械、机械设备和药物治疗,争取最佳疗效和预后的复苏阶段,是生命链中的重要环节。心搏骤停导致全身组织器官立即缺血缺氧。心脏缺氧损害程度,脑缺氧损伤程度,肺、肾和肝功能的损害程度,决定整个复苏和机体愈后,因此,一旦自主循环恢复应立即转运到有 ICU 条件的医疗单位进行复苏后治疗。在要维持呼吸和循环功能稳定的前提下,防治多器官功能衰竭和缺氧性脑损伤是复苏后治疗的重要内容,系统的复苏后治疗可以降低复苏后循环不稳定,多器官功能紊乱和脑损伤等,改善病人的生存质量。

1. 呼吸支持和管理

专业人员接管病人后立即利用专业优势和条件,进行高质量的心脏按压和人工呼吸。气管内插管,不仅可保证 CPR 的通气与供氧、防止发生误吸、避免中断胸外心脏按压,并可监测 $P_{ET}CO_2$,有利于提高 CPR 的质量。通过人工气道进行正压通气时,频率为 8～10 次/分,气道压低于 30 cmH_2O。

当自主循环恢复后,维持良好的呼吸功能,能够改善机体组织细胞缺血缺氧,影响病人的预后。对于自主呼吸已经恢复者,应常规进行吸氧治疗;对于昏迷、自主呼吸尚未恢复、或有通气或氧合功能障碍者,应进行机械通气治疗。机械通气维持 SpO_2 为 94%～96%,PaO_2 100 mmHg 左右,$P_{ET}CO_2$ 35～40 mmHg,$PaCO_2$ 40～45 mmHg,维持正常通气功能。治疗期间既要避免发生低氧血症,也应避免过度通气带来的肺损伤、脑缺血和心功能障碍等不利影响。

2. 恢复和维持自主循环、保持循环功能的稳定

ALS 期间应着力恢复和维持自主循环,早期除颤和高质量的 CPR 是复苏的关键环节。室颤者早期迅速除颤和 CPR 可显著增加病人的成活率,对于非室颤者,应同时辅以药物治疗以迅速恢复并维持自主循环,避免再次发生心搏骤停,并尽快进入复苏后治疗以改善病人的预后。病因治疗对于成功复苏十分重要,尤其是对于自主循环难以恢复或难以维持循环稳定者。循环功能的稳定是一切复苏措施能够有效的先决条件,复苏后必须严密监测,确保循环功能的稳定。心搏骤停后自主循环恢复常出现血流动力学不稳,应加强生命体征的监测,全面评价病情。重症病人应监测 ECG,动脉压、CVP 等,必要时放置 Swan-Gan 漂浮导管监测 PCWP 等,以便能实时、准确测定血流动力学参数和指导治疗。

3. 高级生命支持期间的监测

在不影响胸外按压的前提下,CPR 时应建立必要的监测方法和输液途径,以便于对病情的判断和用药等相关治疗。

(1) 心电图:心电图可以明确显示心搏骤停时心律和复苏过程中是否出现其他心律失常,监测心电图可为 CPR 和后期治疗提供重要的依据。

(2) 呼气末 CO_2($P_{ET}CO_2$):复苏过程中连续监测 $P_{ET}CO_2$,用于判断 CPR 的效果。在 CPR 期间,当心排出量和肺灌注量很低时,$P_{ET}CO_2$ 则很低(<10 mHg);当心排出量增加、肺灌注量改善时,$P_{ET}CO_2$ 则升高(>20 mmHg),表明胸外心脏按压已使心排出量明显增加,组织灌注得到改善。自主循环恢复时最早的变化是 $P_{ET}CO_2$ 突然升高,可达 40 mmHg 以上。因此,连续监测 $P_{ET}CO_2$ 可以判断心脏按压的效果,能维持 $P_{ET}CO_2$>10 mmHg 则表示心肺复苏有效。

(3) 冠状动脉灌注压(Coronary Perfusion Pressure,CPP)和动脉血压:CPP 为主动脉舒张压与右房舒张压之差。在 CPR 期间 CPP 低于 15 mmHg 自主循环难以恢复。但在 CPR 期间很难监测 CPP，而动脉舒张压与主动脉舒张压很接近，因此，监测直接动脉压对于评价 CPR 有意义。如果在胸外按压时动脉舒张压低于 20 mmHg 时很难恢复自主循环，此时应提高 CPR 质量，同时应用肾上除素等药物治疗。

（4）中心静脉血氧饱和度（$ScvO_2$）：$ScvO_2$ 的正常值为 $70\%\sim80\%$。$ScvO_2$ 与混合静脉血氧饱和度（SvO_2）有很好的相关性，是反映组织氧平衡的重要参数，而且在临床上监测 $ScvO_2$ 更具可操作性。在心肺复苏过程中，如果 $ScvO_2$ 不能达 40%，即使可以间断测到血压，复苏成功率也很低；如果 $ScvO_2$ 大于 40%，则有自主循环恢复的可能；如 $ScvO_2$ 在 $40\%\sim72\%$，自主循环恢复的几率逐渐增大；当 $ScvO_2$ 大于 72% 时，自主循环可能已经恢复。

4. 药物治疗

复苏时用药的目的主要是激发心脏复跳，恢复自主搏动，增强心肌收缩力，防治心律失常，补充电解质和体液，调整急性酸碱失衡，维持循环系统的稳定。根据药物的特性，复苏期间给药途径可经静脉（IV）注射、骨内注射（IO）、气管给药等。复苏后用药主要是维持血流动力学的稳定、防治多器官功能衰竭，特别是脑损伤。高级生命支持常用药物有：

（1）肾上腺素（Epinephrine）：为心肺复苏中首选药物。具有 α-肾上腺素能受体激动剂的特性，可增心肌和脑的供血，有利于心肺复苏。对于不可电击心律引发的心脏骤停后，应尽早给肾上腺素；也可用于电击无效的心室颤动及无脉室性心动过速心脏骤停或无脉性电活动。在心脏按压时使用肾上腺素能使冠脉和心内膜的血流量明显增加，并可增加脑血流量。如心脏按压未能使心跳恢复，可静脉注射肾上腺素 $0.5\sim1.0$ mg，或 $0.01\sim0.02$ mg/kg 静注以促进心跳的恢复，必要时 $3\sim5$ 分钟可重复注射。

（2）利多卡因（Lidocaine）：因心室颤动/无脉性室性心动过速导致心脏骤停，恢复自主循环后可考虑立即开始或继续给予利多卡因。监测心电图变化多为频发性室性期前收缩、室性二联律、多形性室性期前收缩、室性心动过速，利多卡因可预防性用在心肺复苏后和放置心导管时。单次静脉注射开始用量为 $1\sim1.5$ mg/kg，每 $5\sim10$ 分钟可追加 $0.5\sim0.75$ mg/kg，一旦恢复窦性心律即可以 $2\sim4$ mg/min 的速度连续静脉滴注，最大量为 3 mg/kg。

（3）胺碘酮（Amiodarone）：胺碘酮对治疗房性和室性心律失常都有效，在 CPR 时，如果室颤或无脉室速对电除颤、CPR 或血管加压药无效时可考虑应用胺碘酮。胺碘酮在治疗室颤成室性心动过速方面都具有一定的优势，但低血压和心动过缓的发生率较高。对给予 CPR、$2\sim3$ 次除颤、肾上腺素或血管加压素抢救治疗后仍为心室颤动/无脉性室性心动过速者，给予胺碘酮，首剂 300 mg（或 5 mg/kg）稀释后静脉推注或脊髓腔内注射,必要时追加 150 mg/次。

(4) 碳酸氢钠:适用于复苏过程中产生的代谢性酸中毒高钾血症患者。早期 CPR 采用胸外按压、除颤、建立人工气道、辅助呼吸、血管收缩剂,积极抢救 10 分钟无效后,才考虑应用碳酸氢钠。用药方法 1 mmol/kg 起始量,根据血气分析结果,调整碳酸氢钠的用量。

CPR 抢救时根据需要还可应用血管加压素、阿托品、氯化钙、β-受体拮抗剂、镁剂、腺苷、纳洛酮等有利于维持内环境稳定、改善机体功能的药物。

5. 防治多器官功能衰竭

生命体是一个有机的统一体,当某一器官功能衰竭,往往影响其他器官功能的改变,导致多器官功能障碍或衰竭。心脏骤停后综合征(Post-cardiac Arrest Syndrome)是指心脏骤停患者经复苏救治自主循环恢复后显现一种复杂独特的病理生理状态,可引起机体多脏器的损伤和衰竭,继发性炎症反应、肺部感染等病症综合征,是由机体组织细胞缺血缺氧与再灌注所致的。临床表现为代谢性酸中毒、心排出量降低、肝肾功能障碍、急性肺损伤或急性呼吸窘迫综合征等。心搏骤停虽只有数分钟,复苏后的多器官功能障碍却可持续数小时以致数天,这是组织细胞灌流不足导致缺血缺氧的后果,防治心脏骤停后综合征是心肺复苏的重要环节之一。实施多学科的综合治疗方案,包括心肺复苏、肝、肾、胃肠、免疫和神经系统功能对症支持等治疗。治疗原则为稳定血流动力学,保持血压正常,改善组织的血流灌注和氧供。当出现低血压(收缩压低于 90 mmHg,平均动脉压低于 65 mmHg)时应立即给予纠正。维持灌注压;通气,供氧以支持肺功能;控制血糖、血钾及其他生化指标,预防及控制感染。

6. 防治脑细胞损伤

防治心搏骤停后缺氧性脑损伤所采取的系列措施称为脑复苏(Cerebral Rersucitation)。当机体发生多器官功能障碍或衰竭时,无疑会影响到脑组织细胞的病理性改变。因此,缺氧性脑损伤实际也是复苏后多器官功能障碍的一部分,如不能保持机体其他器官功能的完好,亦难以有效防治缺氧性脑损伤。脑组织的氧耗量大,代谢率高,但能量储备很有限,缺血 5 分钟以上者,可发现大脑有多发性、局灶性脑组织缺血缺氧的形态学改变;在自主循环功能恢复,脑组织再灌注后,脑缺血性改变仍继续发展。脑复苏的主要任务是防治脑水肿和颅内压升高,减轻或避免脑组织的再灌注损伤,保护脑细胞功能。临床上可采用低温(32~34 ℃)、促进脑血流灌注(补充容量,胶体液,低温脱水,肾上腺皮质激素)、保护脑细胞功能(钙通道阻滞剂、氧自由基清除剂、肾上腺皮质激素等)等治疗。

第六章　腹腔镜基础

第一节　医用内窥镜发展历史

一、医用内窥镜的定义

医用内窥镜泛指经各种管道进入人体，以观察人体内部状况的医疗仪器，其最大的好处是微创。部分内窥镜同时具备治疗的功能，如膀胱镜、胃镜、脑室镜、支气管镜、腹腔镜等。

二、医用内窥镜的起源及发展

1795年，德国Bozzini制成的"Lichtleiter"（德文，意思是光线传导装置），用于探索人体的各个孔道和管腔，开创了内窥镜的起源。早期内窥镜都是从人体自然腔道进入，如泌尿科膀胱检查、妇科宫腔检查、五官科检查等。

人类运用内镜探查腹腔始于20世纪初，1901年，Von Ott将阴道后穹窿切开，利用头镜反射光照明使用膀胱镜首次检查了孕妇的盆腔，成为第一个穹窿镜专家。1902年，Kelling向德国生物医学会报告了通过膀胱镜检查人的食管和胃，以及通过膀胱镜检查狗的腹腔。直到1910年，瑞典Jacoaeus首次报道用腹腔镜检查了人体的腹腔、胸腔、心脏，完成了人类历史上第一次真正意义的腹腔镜检查。由于Von Ott、Kelling和Jacoaeus在腹腔镜临床应用研究方面的杰出贡献，他们被称为"腹腔镜之父"。

1960年Karl Storz发明了第一台医用冷光源，为内窥镜显影带来了光明。1964年，Hopkins柱状晶体镜的发明是内窥镜发展的里程碑，这种柱状晶体镜具有超广角、大视野、无球形失真、亮度高等优点。到了20世纪80年代，随着内窥镜影像系统的诞生，人类完成了第一例腹腔镜胆囊切除术，开启了内镜治疗的新篇章。

　　1991 年 2 月 19 日,云南曲靖第二人民医院荀祖武使用 Karl Storz 设备完成了我国第一例腹腔镜胆囊切除手术,这也是我国第一例腹腔镜外科手术。随后腹腔镜技术如雨后春笋一般在全国各地开展起来,手术的发展与手术器械、设备的发展密切相关,相互促进,并不断拓展手术范围,由最初的良性病变治疗发展到可以进行恶性肿瘤切除,腹腔镜在医学中的应用得到了人们的广泛重视。

第二节　腹腔镜系统的基本组成

一、腹腔镜系统一般包含三部分

(一)腹腔镜基本设备

　　腹腔镜基本设备又可细分为成像系统、手术辅助设备。成像系统包括摄像主机、摄像头、冷光源、监视器等,是腹腔镜系统的核心,负责腹腔镜图像照明、采集、处理、传输、显示等;手术辅助设备包括气腹机、电外科设备、冲洗灌注泵等,根据手术需要进行选配(图 6-2-1)。

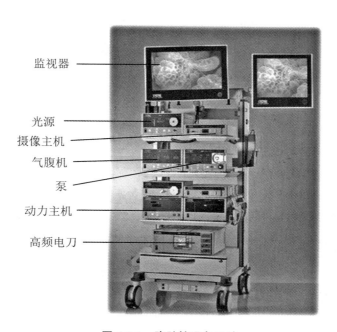

监视器

光源

摄像主机

气腹机

泵

动力主机

高频电刀

图 6-2-1　腹腔镜设备系统

（二）腹腔镜镜子

腹腔镜镜子的主要作用是将体内物像经复杂的光学系统成像于体外。腹腔镜镜子又可分为光学镜（图 6-2-2）、电子镜（图 6-2-3），光学镜清晰度最高，一般腹腔镜采用光学镜，电子腹腔镜是由电子软镜（如电子胃镜、肠镜等）发展起来的。

腹腔镜的直径有 10 mm、5 mm 等，工作长度为 31 cm、42 cm、50 cm 等，最常用的一般是直径 10 mm、工作长度为 31 cm 的腹腔镜。镜子可见范围为视野角，镜子轴方向与视野角中分线所成角度称为视角，腹腔镜的视角有 0°、30°、45°、70° 等，其中最常用的是 0° 及 30° 视角的镜子，特别是 30° 镜子可根据所需的视野随时转动，调整角度，能很好地暴露腹腔、盆腔脏器等结构。

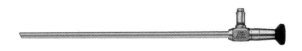

图 6-2-2　30°光学腹腔镜

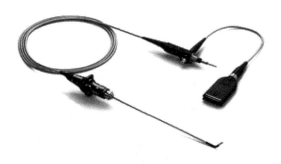

图 6-2-3　电子腹腔镜

（三）腹腔镜手术器械

手术器械的种类非常多，常见的有分离钳、抓钳、剪刀、持针器、穿刺器、电钩等，可根据手术需要及操作习惯进行选择。手术器械是医生双手的延伸，因此好用的器械将有效缩短手术时间，降低医生的疲劳度，让手术做得更加精致，成功率高。判断手术器械是否好用，需看器械做工材质是否精良、设计是否符合人体工程学，要求持握轻巧舒适，夹持稳定，剪切锋利，并有良好的力量反馈。使用时需根据器械的类别做到专用，如分离钳适合组织的分离而不适合夹持，不当的操作将影响器械的使用效果并缩短其使用寿命。器械又根据所用能量的不同分为双极器械（图 6-2-4）、单极器械（图 6-2-5）、超声刀（图 6-2-6）和非能量器械等。

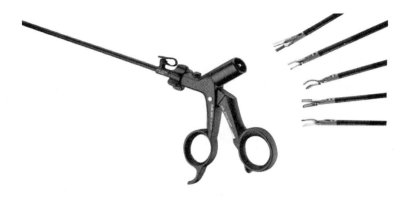

图 6-2-4 双极器械

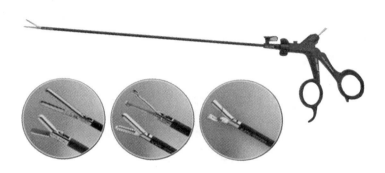

图 6-2-5 单极器械

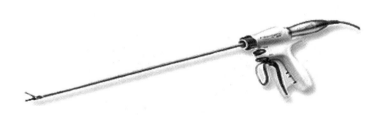

图 6-2-6 超声刀

　　了解腹腔镜系统基本设备的性能和特点,对手术医生使用腹腔镜很有益处,可以提高腹腔镜手术的安全性和成功率。

二、腹腔镜摄像系统

(一) 摄像系统基础知识

腹腔镜摄像系统包含摄像头、摄像主机、监视器等，是腹腔镜系统的核心，也是区分系统档次，决定图像质量好坏的关键。目前市面上常见的摄像系统有：单晶片摄像系统、三晶片摄像系统、全高清摄像系统、"超高清"摄像系统以及3D腹腔镜系统等。摄像系统逐渐从低级向高级发展，系统的档次及价值也越来越高，更能满足腹腔镜手术的需要。

1. CCD 晶片

内窥镜摄像头的作用在于将镜子传输过来的体内影像（光学信号）转换为电信号。而将光学信号转换为电信号的核心部件是CCD（光电耦合器），CCD晶片上存在很多光敏单元——像素（pixel）（图6-2-7）。衡量CCD晶片好坏的指标有像素数量、CCD尺寸、灵敏度、信噪比等，其中最核心的指标是像素数量及CCD尺寸，像素数越多，其提供的画面分辨率也就越高，尺寸越大感光效果越好，图像越清晰。

最初内窥镜摄像头里面只有一个CCD晶片，所有光信号通过一块晶片处理，称为单晶片摄像系统，其缺点是分辨率较低、色彩还原不好。为了解决这个问题，诞生了三晶片摄像系统，其原理是通过一个棱镜将光线分为红、绿、蓝三原色，通过三块晶片分别处理，从而获得更高的分辨率和色彩还原，如今主流的摄像系统，无论是标清还是全高清摄像系统，基本上都采用这种三晶片技术。

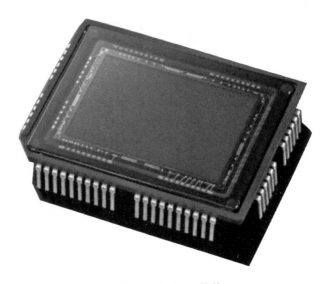

图 6-2-7　CCD 晶片

2. 模拟信号和数字信号

内窥镜处理的电信号分为模拟信号和数字信号,数字信号拥有更高的保密性及抗干扰能力,是一种先进的信号处理方式。早期摄像系统(如单晶片、三晶片摄像系统)都是模拟信号,摄像头将光信号转换为模拟信号后传输到主机处理,再以模拟信号输出。先进的内窥镜系统从图像采集到处理到输出都要求数字信号,从而可获得最真实的图像效果。

3. 信号输出方式

摄像主机将信号处理后输出到监视器需采用一种输出方式。常见的模拟信号输出方式有 BNC(同轴电缆)、S－Video(又称 Y/C 线)、VGA、RGB 等,一些老型号的内窥镜系统还会采用以上这些模拟接口传输信号。数字信号输出方式有 DV、SDI、HDMI、DVI(图 6-2-8)等,腹腔镜系统一般采用 DVI 接口,其优点是传输速度快,图像信息不经过任何转换,无干扰信号引入,图像的清晰度和细节表现力大大提升,能更好地满足手术要求。

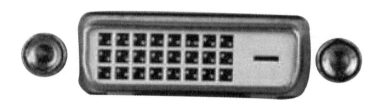

图 6-2-8　DVI 接口

影响内窥镜成像质量的因素是多方面的,其遵循木桶原理,最终的成像效果被系统中最薄弱的环节所左右,摄像主机、镜子、显示器、光源、连接方式、输出接口、传输距离等都是其中的一环,只有这些环节达到了最佳组合才能获得完美的图像效果。

(二)腹腔镜系统配置要求

1. 内窥镜已进入全面普及 1080 P 全高清时代

自 2007 年世界上第一台全高清内窥镜系统诞生以来,经过近 10 年的发展,已经开始全面普及,全高清内窥镜系统将是医院腹腔镜的基础配置。

根据《中华人民共和国广播电影电视行业标准》及《中华人民共和国电子行业标准》对高清的定义,全高清内窥镜系统是指:① 图像采集及显示的分辨率都为 1920×1080,逐行扫描(p);② 16∶9 图像采集及显示;③ 全数字化信号传输(摄像头→摄像主机→监视器);④ 刷新速率为 50/60 Hz。

1920×1080 图像分辨率带来更加细腻、清晰的图像细节,帮助医生分辨细微的血管、神经等组织结构,提升了手术安全性及精准度。逐行扫描(p)较隔行扫描

（i）减少了图像滞后现象，避免了行间闪烁和垂直边沿锯齿化现象。16∶9 的图像带来更大的显示范围，帮助医生更早发现手术器械，提高手术安全性，该显示比例符合人体工程学人眼的视觉比例，可降低视觉疲劳。全数字信号传输保证了能获得最真实的图像效果，避免噪点干扰、颜色失真带来的手术安全隐患。较高的刷新速率避免了滞后、拖尾等现象的出现，且不容易出现视觉疲劳。

2. 标配 2 倍以上光学变焦功能

随着手术术式不断地拓展，内窥镜镜子的种类也在不断涌现。除了标准 10 mm、31 cm 长的腹腔镜以外，临床可能还会用到 5.5 mm、50 cm 长的单孔腹腔镜或 5 mm、21 cm 长的经肛门内窥镜等。同时部分医院要求腔镜设备统管共用，不同科室可能会用到不同种类的内窥镜。而不同长短粗细的镜子对摄像头焦距提出了不同的要求，为了解决这个问题，摄像头需要配置 2 倍以上光学变焦功能才能做到完美兼容。同时光学变焦也解决了内窥镜图像放大的问题，做到放大图像不影响清晰度（类似单反相机）。部分内窥镜系统配置的电子变焦放大图像时，分辨率将下降（类似手机摄像头）。因此标配要 2 倍以上光学变焦摄像头。

3. 便捷的手术图像存储功能

时代的进步让医生外出交流的机会越来越多，高清的手术照片及视频资料保存变得越来越重要。随时存储手术视频也方便了主刀医生对手术过程的回顾以及对年轻医生的带教。摄像主机整合图像采集模块和 USB 接口，医生可自己通过摄像头按键遥控实现高清图片的抓取及影像的录入，方便的同时保障了数据的安全，该项功能现已逐渐成为了内窥镜系统的基本配置。

4. 最高电气安全保护

医学设备是一类特殊的商品，安全是该类商品永恒的话题。医学仪器的电气安全主要是指仪器在使用时防止电击的性能，它是医学仪器安全性的重要组成部分。在国际电工技术委员会（ICE）通则中，根据设备防止电击的程度进行分类，通常分为 B 型、BF 型和 CF 型（B 是 body：躯体，C 代表 core：心脏，F 表示 floating：绝缘）。根据我国国家标准对医用电气设备的安全通用要求，BF 型适用于体表、体腔的手术；CF 型适用于心脏的手术；若要用于心脏手术和电除颤术必须达到 CF 一类，即最高电气安全等级保护。内窥镜的电安全等级越高对于一些特殊患者的处理也越安全。

随着医学与科技的进步，对内窥镜要求也越来越高，只有合适配置腹腔镜系统，才能保障腹腔镜手术的顺利开展。

（三）腹腔镜系统新进展

前面章节对腹腔镜设备基本配置要求做了介绍，而腔镜技术的发展已经远远不止是满足上述这些基本要求。一些新的影像增强、辅助诊断功能不断涌现出来，让腹腔镜诊疗技术不断向前发展。

1. 摄像系统自带影像增强功能

更高的清晰度及组织识别度是微创外科永恒的追求。最新的腔镜设备整合了影像增强功能,让我们突破视觉的极限,看得更加"清晰"。如通过宽动态照明技术把暗部照亮,而亮的地方亮度不变,从而让腔镜画面的亮度变得更加均匀,不易遗漏潜在威胁;优化解析技术提升了组织细节和层次感,让画面展现出精致细节及锐利质感;电子染色功能利用光谱过滤原理,有针对性地对黏膜下血管进行显示,增加了辨识度。这些影像增强功能不需要特殊光源或显影剂,方便医生诊断的同时不会增加额外的负担。

2. 双路影像处理

普通的腔镜设备一套系统只能处理一路信号,若要做双镜联合(如宫腹腔镜联合、胆道镜和腹腔镜联合等)则需要两套腔镜设备才能实现,增加采购成本的同时还占用太多的手术室空间。新的内窥镜设备可以同时处理两路信号,在一个显示屏上同时显示两幅不同的腔镜画面,从而实现单平台双镜联合。该功能还可以实现标准画面与影像增强后画面的双像对比呈现。

3. 模块化设计

模块化是工业设计新方向,它可以根据用户自身的实际需求自由组合搭配模块,从而实现按需配置资源;它的另一个好处是带来无限升级可能,若我们需要新功能的时候在之前基础上增加相应模块即可(如 2D 升级 3D),可以让设备随时升级,不易淘汰。

4. 新 3D,让手术触手可及

三维成像(Three-dimensional Imaging,3D 成像)技术在 20 世纪 90 年代即已应用于腹腔镜手术系统,以解决传统腹腔镜二维图像在空间定位和辨认解剖结构方面的不足,让手术操作更加精准,缝合打结等精细操作更加得心应手,节约了手术时间,提升了手术安全性,并能缩短年轻医师掌握腔镜技术的时间。随着技术的不断发展,3D 腹腔镜越来越受到重视,在世界范围都得到广泛的应用。3D 腹腔镜是对传统腔镜技术的进一步发展和有益补充,是内窥镜的发展方向。

最新的 3D 腹腔镜完美贴合临床需求:① 清晰,从采集到输出都是 1080 P 分辨率,加上摄像系统的影像增强功能,让组织纤毫毕现;② 轻便,使用方法与普通内镜相同,不改变手术操作习惯,减少手术医生的劳动强度和疲劳感;③ 清洁,支持高温高压灭菌,符合感控要求。新的 3D 腹腔镜系统还解决了镜子旋转的问题,有利于腹壁、肝脏背侧等解剖部位的显示,方便医生手术操作。

(四) 腹腔镜摄像系统使用注意事项

内窥镜摄像系统属于医学精密仪器,使用时要严格按说明使用。以 Karl Storz 公司 IMAGE 1S"超高清"摄像系统为例,摄像头上棕色聚焦环用于调节图像清晰度,蓝色光学变焦环用于图像的放大缩小(图 6-2-9)。

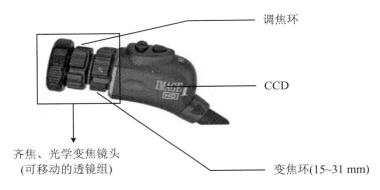

调焦环

CCD

齐焦、光学变焦镜头
(可移动的透镜组)

变焦环(15~31 mm)

图 6-2-9　腹腔镜摄像头功能指示图

摄像头按键功能可以根据需要进行预设,常规设置为左键拍照,右键录像(图 6-2-10)。

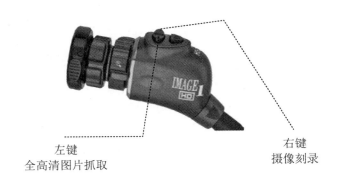

左键
全高清图片抓取

右键
摄像刻录

图 6-2-10　腹腔镜摄像头按键功能图

摄像头不能受高温、高压或浸泡,可采用环氧乙烷和低温等离子消毒灭菌。为了延长摄像头的寿命,建议使用一次性无菌套。

摄像头连线盘绕存放,勿过于弯曲,禁止提线倒垂摄像头(图 6-2-11)。

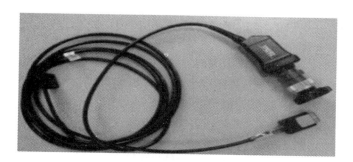

图 6-2-11　腹腔镜摄像头正确存放图

摄像头插头禁止热插拔,摄像插头表面和主机插座内连接前要先处理干净干燥(可用橡皮擦、无水酒精处理)(图 6-2-12、图 6-2-13)。

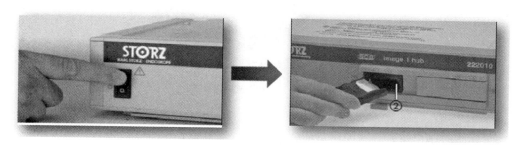

图 6-2-12　摄像插头和主机插座的正确连接操作示意图(一)

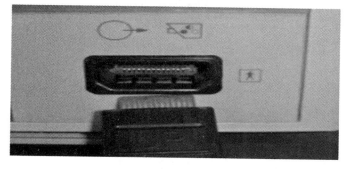

图 6-2-13　摄像插头和主机插座的正确连接操作示意图(二)

氙灯冷光源使用时氙灯光量旋钮仅能调节出光量的大小,不能调节灯泡本身发光的亮度,所以调小出光并不能延长灯泡的寿命。需注意频繁开关氙灯的次数和间隔的时间,保持良好的通风散热环境,光源两侧进出风口勿放置杂物。在满足手术野的情况下,应尽量把光源的亮度调节旋钮调小,避免损坏光纤和镜子等。

　　术中镜子放在铺单上时要将光源亮度调节旋钮关闭或将物镜端前方铺单移开,避免点燃铺单。不要过度弯曲光纤,应盘成大圆圈存放(图 6-2-14)。光纤可以采用液体浸泡、环氧乙烷、低温等离子等消毒灭菌方式或用一次性无菌套。光纤和镜子的匹配原则为:粗光纤配大镜子,细光纤配小镜子。

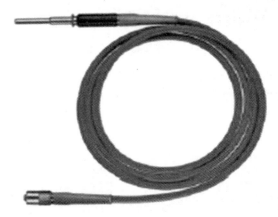

图 6-2-14　纤维导光束盘绕方式

故障现象:导光束导光性差。

故障原因:导光束靠近接头处外皮破裂后导致部分光纤折断(图 6-2-15)。

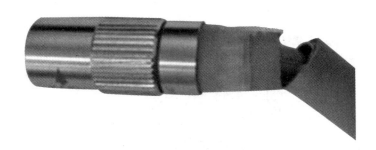

图 6-2-15　光纤接头处折断图

预防措施:扶镜子时注意其位置,请参考图 6-2-16。

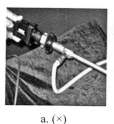 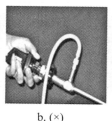 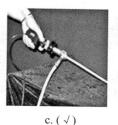 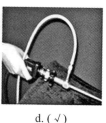

　　a. (×)　　　　　　b. (×)　　　　　　c. (√)　　　　　　d. (√)

图 6-2-16　扶镜操作示意图

（五）图像模糊的原因及处理

　　医生在手术过程中可能会遇到图像模糊不清的状况，其成因大致为：① 正常物理现象：镜子与腹腔环境存在温差导致起雾；② 使用超声刀、单双极能量器械产生烟雾；③ 镜子与摄像头连接处有液体；④ 镜子老旧、损坏等。

　　图像模糊不清的处理方法：① 泡、擦、吸。手术前用温热水浸泡镜子物镜端，改变镜子与腹腔温差后可以显著改善起雾现象。轻微起雾的话，还可以用碘伏擦拭镜子物镜端。对于使用器械时产生的烟雾可以用吸引管吸走；② 镜子提前连接导光束，打开光源预热，其原理也是改善镜子与腹腔的温差；③ 建议气腹管连接器械的 Trocar，不要连接镜子的 Trocar。

三、气腹机

　　在腹腔镜使用中，气腹机是必备设备。气腹机适用于腹腔镜检查和手术中，利用 CO_2 生成和维持腹腔积气，扩大手术野。各厂商的气腹机流速有 20 L/min、30 L/min、45 L/min 等，那么是不是气腹机流速越大越好呢？如何选择合适的气腹机呢？

　　其实进气流速不光受限于气腹机，更受限于进气的器械，且出于手术安全性的考虑对气腹流量有严格的控制，详见表 6-1，表 6-2 中的数据：

表 6-1　常规器械最大耐受灌流速度

产品名称	产品描述	最大耐受灌流速度
气腹针	直径 2.1 mm	2 L/min
穿刺器	直径 6 mm	11 L/min
穿刺器	直径 11 mm（具 LUER-LOCK）	18 L/min

表 6-2　常规手术气腹参数参考值

应用范围		压力	流速
腹腔镜手术	小儿科	6 mmHg	1 L/min
	成人	12 mmHg	15 L/min
胸科		6 mmHg	2 L/min
直肠手术		14 mmHg	8 L/min
结肠手术		14 mmHg	3 L/min
静脉剥离术		10 mmHg	3 L/min
心外科		6 mmHg	5 L/min

购买气腹机时应根据实际需求选择最大流速。除流速外，更应该考虑气腹机压力、流速调节精确度，以确保手术安全。

气腹机使用注意事项：

(1) 请使用医用 CO_2 气体，纯度≥99.99%。

(2) 建议使用过滤器，避免液体进入气腹机。

(3) 关机顺序：先关 CO_2 气瓶，放完气腹机中的余气后，再关气腹机。

(4) 预设腹压成人不要超过 15 mmHg，儿童应该更低。

(5) 流量的设置：由小到大。

(6) 腹压上不去的常见问题：检查预设的腹压和流量；封帽漏气；器械漏气；气腹针堵塞或未穿透腹膜到腔内；气腹机自身问题。

第三节　腹腔镜技术与应用

一、腹腔镜外科的发展方向

自 1987 年开展第一例现代腹腔镜胆囊切除术以来，腹腔镜外科取得了巨大进步，腹腔镜设备、器械和技术的不断革新是腹腔镜外科发展的决定力量。回首腹腔镜外科的发展史，从最初基本的、简单的腹腔镜胆囊切除手术设备和技术，发展到拥有超声刀、Ligasure 腹腔镜机器人等现代腹腔镜设备，腹腔镜手术涵盖普外科、泌尿外科、妇科的大部分手术，腹腔镜设备器械的高度发展是现代腹腔镜外科发展的有力保证。

随着医学技术的飞速发展，腹腔镜技术本身更现代化，模拟手、机器人、人工智能代表了腹腔镜技术的发展方向。

（一）腹腔镜手术设备、器械的研制和改进不断进步

1. 立体腹腔镜的推广应用

腹腔镜手术并发症的发生多与其视觉的差异有关，二维腹腔镜没有前后的立体感，容易损伤组织和器官结构，如腹腔镜胆囊切除术中发生的胆囊动脉损伤出血、右肝管损伤等。随着技术的进步，三维腹腔镜使手术视野更清晰、立体。使用立体腹腔镜将可以更好地造福患者。

2. 新型切开止血设备的开发应用

腹腔镜手术曾用过激光、水流刀、微波等做切割止血手段。经过比较，电刀因其方便、有效、可靠、安全、价廉，得到了公认。但经过众多的临床实践，发现其也有止血不可靠、容易发生副损伤等缺点。目前，超声刀因止血可靠、副损伤小等优点，崭露头角，具有良好的发展前景。

3. 新器械不断研制和改进

腹腔镜手术遇到的一个主要操作难题是缝合和结扎。目前新开发的各种吻合器、切割器已较好地解决了这一问题。国内外已生产多种结扎器，不同程度地解决结扎问题。将来扩大腹腔镜手术范围在一定程度上取决于手术器械的进步。

4. 其他辅助设备的介入

腹腔镜手术中的一个很大"缺憾"是没有手的触觉，这也是造成手术困难、容易发生某些并发症的原因。腹腔镜手术中超声和其他辅助设备的介入，提高了手术的成功率。在腹腔镜胆囊切除术中的残留胆管结石，腹腔镜手术中的超声探头可以经穿刺器直接深入腹腔，了解手术区域的深部结构，重要管道和病变，弥补了没有"触觉"的不足。随着腹腔镜技术的发展，胆道镜、激光刀已经辅助腹腔镜开展了胆管切开取石、肿瘤切除和破坏。多种设备的介入将决定腹腔镜手术的范围和技术发展程度，乃至其发展方向。

（二）腹腔镜手术使用越来越广

1. 一些"限制性"腹腔镜手术将逐步取消

腹腔镜手术由于设备、技术和患者经济承受能力的原因，只有少数医院能做，而大部分医院不能进行。随着医学发展和相关技术的进步，特别是腹腔镜手术技术的逐步普及和推广，越来越多的腹腔镜手术能够进行。

2. 一些"不可能"的腹腔镜手术将成为可能

一般认为，腔镜手术必须在体腔内施行，无空腔的部位就无法手术。现在通过人工造腔，可以使无腔变有腔，腹腔镜手术的范围大大拓宽，一些以前认为根本"不可能"的手术得以成功施行。如乳腺癌的腹腔镜腋窝淋巴结清扫术，后腹腔镜肾切除术、肾上腺肿瘤切除术、输尿管切开取石术、腔镜甲状腺肿瘤切除术等。

3. 腹腔镜手术技术将进一步提高

随着医学技术的发展、腹腔镜手术医生的增加及手术病例的积累,手术医生的基本操作技术将更加熟练,综合利用多种设备和器械的能力也会增强,这样必将增加手术的安全性,拓宽手术的范围。

4. 免气腹腹腔镜手术前景广阔

免气腹腹腔镜手术作为腹腔镜手术的一个分支,已临床开展多年,其具有无气腹的危险性和限制等优点,可以用手进腹辅助手术,使腹腔镜手术范围大大拓宽,已广泛用于胃肠手术、胆道手术及恶性肿瘤手术中。

5. 腹腔镜手术的广泛开展将推动其他学科的腔镜手术进步和发展

腹腔镜手术的广泛开展,使人们对腔镜的观念都已经发生了变化,不管医生或患者,再也不会仅仅把它作为一种检查方法,而很可能把它作为一种手术技术。它的发展必将推动胸腔镜技术、颅内镜、美容外科及其他专业的腔镜技术的快速进步,作为"微创外科"的重要组成部分,腹腔镜将会成为每个医院必不可少的专业和技术。

腹腔镜外科是最近迅速崛起的腹部外科技术,它与经典的开放腹部外科手术相比还是一个初生的"婴儿",然而它代表着最小创伤外科的发展趋势,具有光明的前景。事实上,腹腔镜外科将引起或正在引起现代外科手术学领域里一场深刻的革命,带来一个新的时代,其影响极其深远。

二、腹腔镜手术的分类和主要手术

腹腔镜手术目前已广泛开展,主要有全腹腔镜式手术、腹腔镜辅助式手术、手助腹腔镜式手术三大类。

1. 全腹腔镜式手术

全腹腔镜式手术指的是完全在腹腔镜下进行操作的一类腹腔镜手术。在外科主要有腹腔镜胆囊切除术、肝囊肿开窗引流术、阑尾切除术、探查活检术、腹盆腔粘连松解术、胃肠穿孔修补术、食管裂孔疝修补胃底折叠术、Hellerdor 手术、腹股沟疝修补术、胆肠或胃肠短路内引流术、胆总管切开探查取石术、胃肠造瘘术、急性胰腺炎被膜切开减张引流术、胰岛细胞瘤切除术、肝转移癌射频消融术等。

2. 腹腔镜辅助式手术

腹腔镜辅助式手术指需要腹腔镜技术与开腹手术结合起来共同完成整个操作过程的腹腔镜手术,它大多用于既要切除也要重建且标本较大的胃肠道手术。如腹腔镜胃大部切除术、小肠切除术、结直肠切除术、子宫切除术等。

3. 手助腹腔镜式手术

手助腹腔镜式手术是术者将一只手通过 7 cm 切口伸入腹腔协助腹腔镜下进

行高难度操作的一类腹腔镜手术,它主要适用于难度高、风险大的实质性脏器,如肝、脾、胰、肾实施腹腔镜手术。手助腹腔镜技术不仅使外科医生重拾手的功能,大大增强医生手术信心而且使之重新拥有紧急处置能力,大大提高了复杂手术的安全性和成功率。

三、腹腔镜手术的优势和局限性

(一) 腹腔镜手术的优势

1. 腹腔镜手术体壁神经和肌肉免遭切断、并发症少

腹部外科传统的开放手术切口多数不可避免地要伤及体壁神经、撕开或离断腹壁肌肉,而内镜手术因其戳口微小且分散,则一般不会伤及体壁神经,肌肉损伤也微乎其微,最近新兴的微型内镜手术器械更使戳口缩小至 $2\sim3$ mm。所以,此种手术的切口并发症大为减少甚至得以消除,即使发生也易于处理,不会造成严重后遗症(如切口疝);另外,切口疼痛轻微,一般免用镇痛药;切口瘢痕微小,不影响美观,一般也没有因体壁神经切断遗留的切口周围麻木不适等症状。

2. 脏器干扰小、术后恢复快

腹腔镜手术不仅使切口创伤大大减轻,而且也使手术本身的内在创伤有所降低。电刀等高精尖武器也使出血更少。在应激和免疫(体液与细胞免疫)方面的初步研究表明:与传统的开放手术比,腹腔镜手术在应激和免疫方面均未表现出显著的变化,从而为这种手术的微创性提供了更加科学、客观的佐证。此外,腹腔镜手术由于没有纱布垫对脏器浆膜面的磨损,没有水分的挥发,没有手术室尘埃和滑石粉等异物的散落,没有因牵拉过度影响脏器血运,所以它对脏器的干扰大为减轻,术后脏器功能性麻痹期大大缩短。术后伤口疼痛轻可以早下地活动,脏器功能恢复加快,脏器粘连的概率大为降低,术后肺部感染、深静脉血栓形成等全身并发症大为减少。一般而言,腹腔镜手术的脏器功能较开放手术要早恢复 24 小时左右。

3. 戳口灵活机动、便于多病联治

腹腔镜手术因戳口创伤微小而显现出灵活机动的特点,所以对于多病患者特别是病灶相距较远者,能够在一次麻醉下全方位的探查,继而联合实施腹腔镜手术治疗,取得事半功倍的微创疗效。例如,对胆囊结石伴有右下腹痛的患者可以在腹腔镜胆囊切除的同时观察右下腹盆腔、子宫和双侧附件,必要时即可进行跨学科的腹腔镜联合手术。现已较为成熟的腹腔镜联合手术有:腹腔镜胆囊阑尾或＋子宫或＋附件切除,精索曲张静脉高位扎闭＋腹股沟疝修补等。

4. 传染疾病威胁小、手术人员更安全

腹腔镜手术使得手术人员因自伤或误伤导致的与患者血液接触的机会大为减少,因而减少感染传染疾病(如肝炎、艾滋病等患者对手术人员的威胁)的可能,使有关人员的安全得到进一步保障。

（二）腹腔镜手术的局限性

1. 视觉、图像、色彩易发生变化

与传统开放手术相比,二维内镜手术变成了平面视觉,丧失了立体视觉,手术图像有所放大,图像色彩也有不同程度的失真。虽然现代高科技使腹腔镜手术设备的性能不断提高、完善,立体腹腔镜在某种程度上弥补了深度视觉丧失的缺憾,但上述缺点增加了对腹腔镜外科医生的素质与技能要求。

2. 丧失手指触觉

手指被喻为外科医生的"第二眼睛",不仅能进行探查,也能实施最为安全的分离和导引剥离、紧急情况下的止血,以及牵引暴露手术野等多方面作用;腹腔镜手术则不可避免地失去"第二眼睛"的功用。腹腔镜手术用超声波检查仪虽然能在某些方面弥补,甚至超越手指的探查作用,但在分离、紧急止血方面则只能充分利用光照好、图像放大的优势,靠精细的解剖剥离、更加准确的电凝止血和先夹或先扎再离断的腹腔镜手术技巧来弥补。

3. 对设备器械依赖性增加

腹腔镜外壳具有设备器械精密易损、环节繁多的特点,这无疑将增加手术医生对仪器的依赖性。设备器械方面的技术故障是造成中转开放手术的原因之一。

四、腹腔镜的更多应用

（一）腹部损伤诊查

腹部钝性损伤和穿透性损伤都可能合并腹腔脏器损伤,可行 B 超或 CT 扫描,但腹腔镜检查能够更好地发现内脏损伤,它能减少因外伤行剖腹探查而无阳性病变发现的几率。在患者心功能良好且无明显颅脑损伤时,行腹腔镜检查确定腹部外伤是安全的,也是准确的。目前,关于腹腔镜检查的敏感性及特异性研究表明,腹腔镜在穿透性腹部外伤中,其特异性如阳性预测值在横膈、肝、脾、胰、肾脏及空腔脏器方面为 100%；敏感度在肝脾器官方面高达 88%,在空腔脏器方面为 25%。诊断腹腔镜检查可避免 38% 的患者行剖腹手术,未发现与腹腔镜检查相关的并发症。腹腔镜在腹部闭合伤中,能在早期对腹部闭合性损伤进行更精确的定性诊断和创伤评估,及时采取确定性的治疗,避免反复观察和检查错过最佳的手术时机。在腹部闭合伤诊断和治疗过程中有广泛的应用前景。

随着腹腔镜技术的发展,其应用日益广泛。特别是对于腹部开放性外伤及闭

合性外伤和病因不明的急腹症的诊断,以其危险性小、操作简单、痛苦小、住院时间短,可使不必要的剖腹探查手术得以避免而被人们接受。

1. 适应证

(1) 腹部伤口较小的开放性创伤。

(2) 单纯闭合性腹部创伤的患者,怀疑有实质性脏器破裂但无明显失血性休克者。

(3) 单纯闭合性腹部创伤的患者,有腹膜炎体征,生命体征尚平稳,怀疑有空腔脏器破裂又难下决心是否剖腹探查者。

(4) 病情变化不能用其他部位损伤来解释,怀疑存在腹部脏器损伤者。

(5) 多处复合伤,需先排除腹内脏器损伤再依次处理其他损伤者,可先行腹腔镜检查。

2. 禁忌证

(1) 腹部外伤后患者出现了严重的失血性休克,生命体征不平稳或严重腹膜炎决定行剖腹探查者。

(2) 腹壁缺损较大的开放性腹部创伤者。

(3) 合并严重的胸部损伤,颅脑损伤者。

(4) 合并严重的心肺疾患,急性或陈旧性心肌梗死、肺心病、肺气肿等。

(5) 凝血功能障碍或有出血倾向,经临床纠正无效者。

通过腹腔镜可以观察腹部创伤情况,发现腹腔内积血、积液,对出血量进行判断和进一步处理;可以了解是否有空腔脏器损伤和实质性脏器破裂,发现是否有肠管损伤,肝实质裂伤,脾脏破裂,胰腺损伤等内脏脏器的损伤和破裂并进行相应处理。

(二) 腹部肿瘤诊断及分期诊查

诊断性腹腔镜的发展,则为实验室、影像学不能确诊而需活检的病例提供了有效、准确、方便的方法。对中、晚期腹部肿瘤患者明确病程及实质脏器内的、腹膜后的小癌灶的检出提供了更可靠的办法。肿瘤的定性诊断仅凭一些实验室检查和影像学检查仍然不能确诊,必须经活体组织学检查才能确诊。大多数肿瘤患者就诊时就属中、晚期,当行剖腹探查时发现进行根治性或姑息性切除已失去时机,有些病例甚至无法进行对提高患者生存质量有意义的任何外科处理,有些甚至加速了疾病的进程。近年来随着医学技术的发展,人们越来越认识到诊断性腹腔镜对腹部肿瘤的诊断、分期、选择手术时机的重要性。

诊断性腹腔镜可以通过观察镜直接观察肝、胆、小肠、胃、结肠及十二指肠、胰腺的一部分,还可以观察盆腔、子宫、膀胱、直肠等。观察过程中可以通过操作孔伸入的触诊杆间接触及需观察脏器的表面或病变部位,以判断病变的质地硬度、囊实性、活动度等。目前,众多的检查仪器,对许多腹腔恶性肿瘤来说,术前很难有准确灵敏的方法判断肿瘤分期及预测肿瘤确切的可切除性。诊断性腹腔镜的应用与CT、B超功能相比,则具有这方面独特的优势。

1. 适应证

（1）经临床各种必要检查均未发现原发灶而又怀疑为腹腔恶性肿瘤者。

（2）腹腔恶性肿瘤,需确定有无腹膜转移情况。

（3）已确诊为腹腔恶性肿瘤,其他检查无法确定分期决定治疗方案者。

（4）已确诊的腹腔内肿瘤,需术前判断其病理性质及可切除性者。

2. 腹腔镜诊断肿瘤分期中需注意的问题

（1）在肿瘤分期中,CT、超声波诊断只能发现 $1\sim2$ cm 以上的转移灶,而腹腔镜检查也能发现 $1\sim2$ mm 大小的转移灶,其准确性约 96%,敏感性约 88%,特异性为 100%。在此方面腹腔镜明显优于CT、超声检查,但对肝内转移灶效果不佳,需配有腹腔镜 B 超设备方可解决这一问题。

（2）对腹腔镜可以发现的腹膜转移结节,无论大小,CT 和超声波诊断均不能发现。因此,在使用腹腔镜诊断为肿瘤分期时必须认真负责,各部观察要全面、细微,不允许有任何遗漏。如只满足于肿瘤附近的观察,则有可能遗漏远隔部位的转移灶。如胃癌的盆腔转移种植（库肯勃瘤）,若只观察上腹部,不观察盆腔则必然漏诊。遇有可疑部位不能确诊,则需请上级医师进一步观察并取活检送病理证实。

（3）对于肝硬化、门脉高压、凝血性疾病,尽管术前做了充分的纠正,查出凝血时间、凝血酶原时间在正常范围,但活检部位的出血仍然多见,这一点应切实注意。

（4）对胃、肠等空腔脏器的肿瘤行活组织检查,易造成脏器穿孔,这是因为目前的腹腔镜下的组织切割深度及修补缝合确切性很难做到像传统外科开腹术那样准确。因此,取活检的病例,术后必须严密观察腹部体征,遇有腹膜刺激征出现应立即采取措施。对可做可不做的组织活检应坚决放弃,以免得不偿失。

（5）对胃及胰腺周围肿大淋巴结的活检,首先在术前要仔细审阅已有的 CT、MRI、B 超等影像学结果,术中需仔细观察。利用抓持钳的抓、捏等动作找到可疑淋巴结组织。用电凝器仔细进行解剖,最好能取出整个可疑淋巴结作为组织学检查标本。

（三）活体组织检查

活体组织检查目前仍是对疑难病明确诊断,提供治疗方案的最佳依据。对于腹腔内空腔脏器或实质性脏器病变获得活体组织方法不外乎消化道内窥镜活检,CT、B超引导下的穿刺活检以及经腹腔镜下针刺活检和腹腔镜下活体组织检查。腹腔内的病变具有其特殊性。胃肠道肿瘤,经消化道内窥镜活检很容易明确诊断,但不能了解腹腔内病变发展及转移情况。实质性器官如肝、胰、脾的肿瘤则可经

CT、B超检查大体确定诊断或辅以穿刺活检确诊,但仍不能明确腹腔微小转移灶和微小癌灶的情况。剖腹探查则可以通过直接观察加活体组织检查明确诊断和提供治疗手段,但对晚期癌肿患者、已失去治疗条件者,无疑增加了其创伤和痛苦,更加快了疾病的进程。经腹腔镜下活体组织检查则克服了这些缺点,可以通过观察镜直接观察腹腔内部,并能按要求、需要获得活检组织,明确诊断和提供治疗方案,而且创伤小,患者容易接受。正因为如此,腔镜技术近年来广泛应用于腹部疾病诊断和治疗。

腹腔镜活体组织检查主要适应证:

(1) 腹腔内恶性肿瘤,需明确其分期及判断转移情况,决定下一步治疗方案者。

(2) 除外低蛋白性腹水的腹腔内疾病,需鉴别结核、肝病者。

(3) 未发现原发病灶,但高度怀疑腹腔内恶性肿瘤者。

(4) 经B超、X线造影、CT、MRI等检查未能确定的腹腔内病变者。

(5) 妇科及泌尿科疾患,需明确诊断或进行癌肿分期者。

腹腔镜下活检的方法主要有腹腔镜下小组织块活检术和腹腔镜下针刺活检术,根据需要合理采用。腹腔镜下活体组织检查完毕后,如取组织部位有少量渗血,电凝或缝合止血均不能奏效,可于肝下或出血部位就近放置橡胶引流管,经腹壁引出,接负压吸引以便于观察腹内渗血情况,同时也起到了防止腹腔内积血、感染的可能。各项操作结束,再次全面检查全腹腔及穿刺部位,无异常后方可退出腹腔镜,放出腹腔内 CO_2 气体。大于 1.0 cm 的腹壁切口全层缝合一针。0.5 cm 以下切口,如无渗血,可不缝合,如有渗血需缝合一针。对检查时发现的腹水,操作完毕后应尽量放净腹水,以防穿刺孔外漏,增加腹腔感染机会及切口不愈合的风险。

(四) 腹腔镜对慢性腹痛诊查

慢性腹痛是腹部外科的一大难题,病因多样,一直困扰着广大外科医师。此类患者常需用B超、CT、MRI、钡灌肠等检查手段方能确诊,若结合用腹腔镜诊断此类疾病,其疾病诊断的敏感率、正确率与传统外科剖腹术的并发症率相比都有令人满意的效果。目前,腹腔镜诊断慢性腹痛的优点已越来越明显。

腹腔镜对慢性腹痛诊断主要适应证:

(1) 有定位病灶,需行鉴别诊断的定性检查。

(2) 经各种影像学检查不能确诊的长期腹痛者。

(3) 已除外局部占位性病变而不能确诊的腹痛者。

(4) 需了解腹痛病灶情况者。

通过腹腔镜可以了解常见慢性腹痛的病因,例如肝硬化引起的慢性腹痛,慢性胰腺炎引起的慢性腹痛,粘连综合征引起的慢性腹痛,结核性腹膜炎引起的慢性腹痛等,通过腹腔镜了解病因后并对慢性腹痛进行进一步处理。

五、妇科腹腔镜技术

随着医学技术的发展,腹腔镜技术使用扩展到多学科、多领域,腔镜在妇科的应用越来越普及。目前妇科领域的大部分手术均能在腹腔镜下进行,但必须根据患者的生理状况、医院的设备条件、术者的技术水平、麻醉的监护设施等综合因素来决定腹腔镜手术的适应范围。在妇科开展的腔镜手术主要有:

(1) 异位妊娠早期诊断的同时行输卵管切开取胚术或切除输卵管手术。

(2) 进行盆腔感染性疾病病原体检查,并同时行盆腔粘连分解脓肿切开引流、输卵管卵巢囊肿开窗或切除术。在不孕症病因诊断的同时行输卵管整形术、输卵管造口术等。

(3) 子宫内膜异位症病灶的电凝破坏手术或病灶切除手术。

(4) 盆腔肿块卵巢囊肿开窗、引流术,卵巢肿瘤剥除、附件切除术,输卵管系膜囊肿切除术。

(5) 子宫肌瘤、子宫腺肌瘤、子宫腺肌病行全子宫切除术或行子宫肌瘤剥除术。

(6) 生殖道恶性肿瘤手术,如早期子宫内膜癌、宫颈癌、卵巢癌手术,包括根治性子宫切除术,盆腔及腹主动脉旁淋巴结清扫术,大网膜及阑尾切除术。

(7) 生殖道畸形的诊断和治疗。

(8) 计划生育方面,如宫内节育器外游取出、子宫穿孔创面修补、输卵管结扎术、输卵管吻合术。

(9) 生殖助孕方面,如成熟卵子吸取、配子体输卵管内移植术,多囊卵巢穿刺、打孔术。

(10) 盆底功能障碍矫治手术,如耻骨后膀胱尿道悬吊术。

第四节　腹腔镜手术操作技术和操作训练

分离、结扎、缝合、止血是外科的四大基本技术,但腹腔镜外科手术与传统开腹手术在操作技术方面却截然不同。要想成为一名合格的外科腹腔镜手术医生,必须经过严格的技术训练,熟练掌握腹腔镜手术操作技术。

一、腹腔镜手术操作技术

随着腹腔镜外科手术范围的不断扩大,腹腔镜下缝合技术相当重要。缝合技术是腹腔镜手术的基本技术之一,腔镜手术者必须掌握缝合技术。初学者在进行临床腹腔镜手术缝合之前,应先在模拟训练设备下做反复的练习。

间断缝合,缝合前,用持针器抓住眼后的缝线,不要夹住缝针,使其可活动自如,根据针弯度直径的大小,如果针弯度直径偏大,可把缝针稍扳直,然后顺着10 mm 或 5 mm 套管纵向滑入,这样缝针就会跟着进入腹腔。缝针到达缝合部位后,先用左手抓持钳夹住针,再用右手的针持夹在针体的中段,使针尖朝上,左手用无创抓钳抓住欲缝合的组织的边缘,使其有一定张力,便于进针,针尖以适当的角度刺入进针点,右手腕按顺时针方向旋转,将针穿过组织,在适当的出针点穿出,再用左手抓持钳抓住针尖,拔出针。拔出的缝针要放在附近可看得见的地方,以免寻不到针。将针上的缝线渐次拉出组织,直到可以做体内打结时为止,并做体内打结,多余的线头剪断后连同缝针一起移出。注意针移出套管时,持针器也必须夹住针眼后的缝线移出。

连续缝合,连续缝合的第一针与间断缝合是一样的,如果有三个操作孔,助手可以使用一把抓钳帮助拉紧缝合线,防止缝合线不紧;如果只有两个操作孔,在缝合中间,将连续缝合线拉紧后可以暂时用一枚钛夹将缝合线夹住,防止缝合线不紧,再继续进行缝合,待缝合结束打结完成后再将钛夹拿去。连续缝合结束时的体内打结手法和间断缝合时相同。也可在连续缝合结束时,末端夹一枚钛夹或者可吸收夹固定缝合线。

分离技术也是腹腔镜手术的基本技术之一,主要有锐性分离和钝性分离。

锐性分离是指用剪刀、电手术、激光或超声刀的切割分离。锐性分离切割前应尽可能先闭合血管。切除的组织要充分暴露辨认,确保切割的组织在切割时全程均在直视下进行。采用结扎或止血夹的组织应保留足够长的残端以免结扎或止血夹滑脱。分离粘连时应尽量靠近健康组织,注意不要损伤其下方的器官。保证重要脏器远离分离切割的区域。

钝性分离分为机械性钝性分离和水分离两种。水分离是靠灌洗液压起到无损伤分离组织的作用,灌洗液应采用生理盐水或平衡液,使用前应加温至接近体温。使用低温溶液手术时间长时易引起病人体温下降。水分离的技术是将灌洗吸引管的半尖锐的头通过自然途径进入或剪开的小孔插入需分离的组织间,液体靠水压顺阻力最小的途径进入,无损伤地推开组织间隙。当分离界线显示出来后,再进行锐性分离或用灌洗流器头端做钝性分离就比较容易和安全。机械性分离是采用分离钳和剪刀的刀叶插入需分离的组织间,通过钳叶或刀叶张开的推进和牵引力达到组织分离。

腹腔镜技术分离方法有电刀分离、撕剥分离、剪刀分离、“花生米”剥离子钝性分离、水流分离、超声刀分离、激光分离等,根据手术需要和条件选用相应的分离技术。微创手术中的分离方式分为"冷""热"分离两大类。"冷"分离包括单纯的分离钳分离、剪刀、冲吸管、水流分离等;"热"分离包括电刀、超声刀、激光分离等。但在应用过程中有些分离工具具有双重功用,如分离钳、分离剪均可接电烧,电钩、电铲应用得当也可做推剥分离。

腹腔镜技术分离原则:

(1)充分暴露手术野的情况下才能着手操作。

(2)应清晰地辨认粘连层次,用抓钳夹牵拉粘连带以暴露分离界面。

(3)切割前必须辨认在粘连下面的组织结构或脏器。

(4)横切必须与器官边缘平行。

(5)多层粘连必须分离成单层。

(6)膜样粘连可用锐性分离,广泛的薄膜样粘连必须沿着器官边缘和粘连远端附着点分离,并尽可能去除所有粘连组织。

(7)横切可采用剪刀剪,也可采用电切割或激光切割。

(8)重要结构附近的分离操作用剪刀或超声刀较为安全,但如果应用电切割或激光切割则必须与重要脏器保持足够的距离。

(9)用于分离的器械必须以正确的角度接近待分离的组织。

(10)切割线上遇血管应在分离切割前先电凝或内凝。

二、腹腔镜手术操作训练

要掌握腹腔镜手术操作技术,一定要经过系统的技术训练,使手术者有一个逐步适应的过程。腹腔镜外科技术训练应包括模拟训练、动物试验及临床实践三个过程。

(一)模拟训练

利用腹腔镜手术训练箱、仿真训练器模拟人体腹腔,通过监视器图像进行腹腔镜手术技术训练。目前国内大多数腹腔镜培训中心都具备这样的设备,有的培训中心还拥有腹腔镜电子模拟操作系统。腹腔镜模拟训练应包括以下内容:

1. 手眼协调训练

在训练箱内放入2个塑料盘子,其中1个盘子里装有许多黄豆大小的橡胶颗粒或塑料颗粒(也可以用花生等物品代替),在监视器屏障显像下,用抓钳将盘子中的物品逐个钳夹到另个盘子里;或向训练箱内放入画有各种图形的画纸,用组织剪将图形剪下。要求在操作中不可随意碰撞周围,尽量做到稳、准、轻、快。扶镜者应根据手术训练者操作的部位,随时调整镜头及焦距,使术野图像始终保持清晰、准确。

2. 定向适应训练

在训练箱内放入钉有木钉的木板,用抓钳将橡皮筋在各个木钉上有目的地进行缠绕,或用丝线完成类似操作。反复练习,不断提高腹腔镜操作的定向能力。

3. 组织分离训练

在训练箱内放入香蕉、葡萄、橘子或带皮的鸡肉,用抓钳、剪刀、电钩等器械进行钝性分离、锐性分离训练。

4. 施夹和缝合打结训练

腹腔镜手术中对胆管或血管的处理通常用钛夹夹闭或缝合打结来完成,可选用不同的动物组织进行施夹及缝合打结训练。

5. 模拟胆囊切除训练

可选用带胆的猪肝,放入训练箱,安置好电刀电极,按照人体胆囊切除的程序,进行胆囊切除训练。

(二)动物实验

在完成上述模拟训练后,选用解剖结构接近人体的动物进行腹腔镜动物实验,完成胆囊切除、阑尾切除等训练。通常选用的动物有猪、狗或兔。

(三)临床实践

经过腹腔镜理论知识的学习、模拟训练和动物实验后,对腹腔镜手术的基本理论、基本技术操作等有了较全面的掌握,在此基础上,可进入临床实践。临床实践通常包括三个阶段:

1. 观摩临床手术

这是进入临床实践的初级阶段,可以通过观看手术录像、现场观摩手术等,来进一步体会和感受腹腔镜手术的全过程。

2. 临床助手阶段

一般要给有丰富腹腔镜手术经验的医师当助手,通常先当扶镜手,再担当第一助手。手术中要仔细理解和体会手术者的每一个操作,手术后还要细心琢磨,这样才能尽快掌握腹腔镜的技术操作。

3. 临床手术阶段

在完成 10～20 次的腹腔镜手术助手,达到合格的要求下,可逐步过渡到手术者。

开始担任术者,一定要在有经验的医师指导下进行,先进行解剖清楚的简单操作,再完成手术全过程,不能急于求成。各类腹腔镜手术复杂程度不同,每个医师的动手能力和灵感也不相同,每一位手术者必须要经过长期刻苦的训练,才能逐渐成长为一名合格的临床腹腔镜外科医师。

腔镜外科是外科领域里最年轻的学科。随着腔镜外科的发展,必将成为所有外科医师的必修课。作为外科医生必须了解腹腔镜手术的十项基本原则：

1. 镜视轴枢原则

以腹腔镜、靶目标和监视器为整台手术的中轴线，人员站位和穿刺孔均应绕着该中轴线设计、实施。

2. 平肘站位原则

调节手术台使病人造气腹后前腹壁的高度与术者90°屈肘持平，可最大限度地减轻术者操作时的疲劳程度，最符合人体工程学基本原理。

3. 上肢等长原则

手术台上的各种缆线（冲吸管线、电刀线、光缆、摄像线等）固定点以上的长度与术者上肢等长，大致等于术者身高减去 100 cm。

4. 三角分布原则

腹腔镜与术者左右手操作孔尽可能地分布成倒的平面等边三角形，其他辅助操作孔围绕着该核心三角根据手术需要灵活布孔。

5. 60°交角原则

指术者左右手器械在靶目标内配合操作时的交角越接近 60°就越符合人体工程学原理。

6. 自下而上原则

由于腹腔镜手术的视觉入路与传统开腹手术的视角中心发生 90°的转移，因此，腹腔镜手术多从靶目标的正下方开始向其前下和后下方解剖游离，而开腹手术则多自靶目标的正前方开始向其前下和前上方分离解剖。

7. 梯度凝固原则

使用电刀、超声刀等电外科设备凝切管状组织结构时采用 6－8－10 的凝切手法可使其断端形成较长的蛋白凝固梯度，尽可能地减少术中和术后因管腔内压力变化导致的断端凝痂脱落而发生手术并发症的危险。

8. 血供守恒原则

当某一靶目标的主供血管较常人细小时，应高度警惕其侧支、变异支或穿通支血管的存在。

9. 阶段递进原则

开展腹腔镜手术时应本着由易到难、由简到繁、循序渐进的原则逐步进行。

10. 全面优化原则

即充分考虑病人的实际病情、术者拥有的技能和各种客观的物质条件，为每一位病人优化设计理念与手术目的、优化麻醉与手术方式、优化应用程序。

第七章　外科换药基本操作技术

外科换药也称伤口换药,是外科医师必须掌握的基本操作技术,同时也是临床外科医师不可忽视的一部分。不正确的换药方法,可直接影响到病人的伤口愈合和康复,延长病人的住院时间,增加病人的经济负担。因此,外科换药是外科医生必须掌握的重要内容。

第一节　外科换药概述

一、伤口的分类

(1)临床上根据伤口皮肤软组织完整性将伤口分为:闭合性伤口和开放性伤口。

闭合性伤口一般是指皮肤软组织经外科缝合闭合但尚未完全愈合的伤口,是临床上最常见的伤口;各种手术切口经外科缝合闭合的伤口、皮肤软组织外伤经外科缝合后完全闭合的伤口、深静脉穿刺后置入深静脉导管的伤口、骨折术后置入外固定支架的伤口等均属于闭合性伤口。

开放性伤口指皮肤软组织尚未完全闭合的伤口,临床上常见于各种原因所致皮肤软组织缺损创面,如:皮肤软组织撕脱伤创面、烧(烫)伤创面、褥疮创面、溃疡创面、窦道、供皮区创面等。

(2)临床上也根据伤口有无感染将伤口分为:清洁伤口、污染伤口、感染伤口。

二、外科换药的原则和目的

1. 外科换药的原则

(1)充分认识到外科换药的重要性,外科换药是外科治疗中非常重要,也是最基本的操作技术。

(2)树立无菌观念,无菌操作原则不仅是外科手术的基本操作原则,也是外科换药的基本操作原则。

（3）正确和充分的换药前物品的准备。

（4）正确的伤口处理方法和清洁、消毒技术。

（5）妥善和合理的伤口覆盖、包扎。

（6）妥善的污物敷料和废液的处理。

（7）换药时临床医师需要具有保护患者隐私、动作轻柔、人文关爱的理念，以减轻患者对换药紧张和痛苦的情绪。

2. 外科换药的目的

（1）观察和判断伤口情况，以便酌情给予相应的治疗和处理，这是外科换药的最基本和首要的目的。这需要临床医师在外科换药时首先对伤口进行认真和仔细的观察和判断，包括：观察伤口皮肤软组织缝合口对合是否良好，伤口有无裂开，伤口缘皮肤血运情况，伤口周边皮温变化等；观察伤口内及其周边有无红肿、分泌物、坏死组织、异物等；观察伤口内及其周边有无积血、积液、积脓等；观察伤口内及其周边有无骨、肌腱、血管、神经等组织外露及其活性降低等；观察伤口上皮组织、肉芽组织生长情况；观察伤口内及其周边所置引流皮片、引流管等是否移位、脱落、通畅等。对刚刚进入临床的实习医生，这需要经过相当长时间的临床学习和经验积累，才能较为准确的观察和判断伤口情况；只有准确的观察和判断伤口情况后，方能根据不同的伤口情况，酌情给予相应的治疗和处理。

（2）外科换药过程中可以清洁伤口，去除异物、渗液或脓液、坏死组织，并通畅引流，从而减少细菌的繁殖和分泌物对伤口局部组织的炎性刺激，防止和控制伤口的感染，促进伤口的愈合。

（3）外科换药时伤口局部外用药物，可促使炎症局限，加速伤口肉芽组织生长及上皮组织扩展，促进伤口尽早愈合。

（4）通过外科换药，可以促进伤口局部血液循环，改善局部环境，为伤口愈合创造有利条件。

（5）通过外科换药，保护伤口内外露的骨、肌腱、血管、神经等重要组织和器官，避免因伤口感染、炎症刺激、干燥等原因，而出现伤口内暴露的重要组织和器官继发性坏死情况。

（6）外科换药后包扎、固定患部伤口，使局部得到充分休息，减少患者痛苦。

临床上，无论是闭合性伤口、开放性伤口或是清洁伤口、污染伤口、感染伤口均需对伤口进行换药。其中，开放性伤口和感染伤口的换药更加具有复杂性和多样性；不同的医疗单位、不同经验的医师、甚至开放性伤口和感染伤口不同阶段，其换药的方式、药品的选择、伤口覆盖物的选择等均有不同。但是，无论何种类型的伤口，对其进行换药的目的和原则均是一样的。

总而言之,通过伤口换药首先来观察和判断伤口情况,并对伤口酌情给予相应的治疗和处理,从而达到促进伤口组织生长、愈合的最终目的。

三、伤口换药的适应证

作为外科医生,对伤口的情况和伤口是否需要换药应十分清楚,但对刚进入临床的实习医生来说却是十分困惑,伤口换药的适应证概括为以下几点:

（1）手术前创面准备,需要对局部进行清洁、湿敷,并做进一步处理。

（2）无菌手术及污染手术,术后3～4天检查切口局部情况。

（3）估计手术后有切口出血、渗血可能者,或外层敷料已被血液或渗液浸透需要更换。

（4）手术切口愈合良好,出院前需要拆除切口缝线。

（5）伤口包扎后出现肿胀、疼痛加重,皮肤颜色青紫、局部有受压情况。

（6）各种瘘管渗出物较多,需要了解伤口情况或伤口有引流物需要拔出。

（7）伤口化脓需要定时清除坏死组织、脓液和异物。

（8）伤口需要定时进行局部外用药物治疗。

（9）伤口敷料松脱、移位,或包扎、固定失去应有作用需要重新包扎固定。

（10）大小便污染或鼻、眼、口分泌物污染附近伤口敷料等需清除。

第二节　外科换药室的管理和操作技术

一、换药室的设置及配备

较大的医疗机构一般设有有菌换药室和无菌换药室,条件不具备时,也可用一间换药室,内设无菌与有菌两个工作区。换药室内应光线充足、柔和,空气新鲜,温度适宜,干净整洁。

换药室内应安装紫外线消毒灯管、空气消毒机等消毒设施,定期测试紫外线照射强度,严格消毒。严格区分无菌、清洁、污染的物品,并且要有明显标识。一切换药物品必须保持无菌,遵守一人一套的原则。换药室内应有:换药床、器械柜、换药车、活动圆椅、大小敷料罐、无菌大方盘和小方盘、酒精灯、不锈钢镊子罐、酒精、新洁尔灭、碘伏、纱布、干棉球、盐水棉球罐、注射器、无菌手套、换药碗、手术刀片、针、线、眼科剪、组织剪、敷料剪、持物钳、血管钳、刀柄、持针器等。根据专科情况配备钢丝剪、石膏剪、锯、阴道窥器、压舌板、口镜,以及绷带、弹性绷带、石膏绷带等。

二、换药室制度及无菌操作技术

换药室都有自己的制度,一般都应张贴在换药室的醒目位置,提醒每一位使用换药室的医护员工,换药时必须遵守换药室制度。各个医院的换药室制度不尽相同,但都应遵循以下几点:

(1)换药室应保持清洁、卫生、无灰尘,不宜有风,按时消毒,定期采集空气样本及室内细菌培养。

(2)换药前,必须穿好工作服,戴口罩、帽子,剪短指甲,清洁双手。

(3)每周清理无菌物品一次,过期物品重新消毒处理。

(4)持物钳或长镊子应浸泡在消毒液内,并定期更换消毒液,持物钳或长镊子不得接触病人伤口或其他有菌物品,不宜夹取油质敷料,取出的持物钳尖端应始终保持向下,不可倒转,取放时不可触及瓶口。

(5)打开的无菌容器盖或瓶塞,应倒置放在稳妥处,用后马上盖好。

(6)使用过的器械应放在污染器械桶内浸泡消毒,沾染脓血的器械需先清洗后再消毒,特殊感染伤口用过的器械,需经特殊处理消毒。

(7)污敷料应放入污物桶内,不得随意乱扔。

(8)一次有多个病人伤口换药时,应遵循先无菌伤口,再污染伤口,后感染伤口的原则,遵循先简单后复杂的顺序进行,如遇特殊感染伤口的病人应及时洗手、消毒。

(9)医生当天有手术时,术前不给感染伤口的病人换药;手术后第一次换药,手术者应亲自参加。主管医生可随时观察伤口情况,以便做出正确的处理。

(10)医生应有高尚的医德,换药动作轻柔,尽量减轻病人痛苦,较大或复杂的伤口不应让病人目睹,以免引起病人恐惧,给病人造成不良的精神刺激。

第三节　外科换药常用物品及其用途

外科换药所需物品较多,每种物品对伤口的作用、用途甚至禁忌等不尽相同,如何根据不同的伤口情况来正确选择不同的物品,直接关系到伤口换药的效果;错误地使用换药物品,甚至会导致伤口出现继发性组织坏死、创面加深、感染、延迟愈合等不利情况。这需要临床医师对常用换药物品的用途和作用有充分的了解,方能正确、合理的使用这些物品。

换药物品根据其用途分为以下几类:

1. 基础换药物品

（1）无菌换药碗套装：由两个换药碗、一把无齿镊子、一把有齿镊子组成；临床上常用可重复清洁消毒的无菌不锈钢换药碗套装和一次性无菌医用塑料换药碗套装两种；换药碗和镊子用来存放换药物品及进行换药操作，是换药最基础的物品。

（2）无菌剪刀：用来拆线、裁剪无菌纱布或敷料、修剪伤口坏死组织等，可重复清洁消毒使用。

（3）无菌棉球：棉球有干棉球和药液棉球两种；干棉球用于擦拭、吸取渗出物或脓液，药液棉球浸有酒精、碘酒、新洁尔灭、碘伏等，用于消毒皮肤；根据需要也可制成生理盐水棉球，用于蘸洗创面或创腔。

（4）弯盘和一次性医疗废物袋：主要是收集和存放换药时产生的医疗废物、废液。

（5）托盘和换药推车：主要用于存放和运输换药物品。

（6）无菌手术手套和无菌检查手套：主要用于不便使用镊子操作的伤口换药以及特殊感染的伤口换药。

2. 伤口覆盖、引流、包扎类换药物品

（1）无菌纱布：纱布有干纱布和药液纱布两种。干纱布用于覆盖创面，起到保护伤口、吸附和引流渗液的作用。药液纱布为浸有生理盐水、抗生素或酒精等药液的纱布，一般为使用时临时配置，用于清洗创面、创面湿敷。

（2）无菌凡士林纱布：用凡士林制成的油纱，常用于覆盖于烧（烫）伤创面、植皮（皮瓣）创面、供皮区创面、其他各种开放性或腔隙性创面等；其提供潮湿的环境有利于保护创面、防止创面干燥，促进上皮组织和肉芽组织生长，填塞止血，以及有利于换药时敷料的揭除等。但因其易导致创面引流不畅，常加重感染，所以感染严重、分泌物多的创面要慎用。

（3）引流物：凡士林油纱或其他药液制成的细长纱布条，用于伤口填塞引流；还有橡皮片、橡皮条、橡皮管等根据不同需要用作伤口引流物。

（4）棉垫：两层纱布中间夹有脱脂棉，用于较大的伤口及渗出物较多的伤口，如烧（烫）伤创面、开放性骨折创面等。

（5）绷带、胶布、纸垫、胸腹垫：主要具有固定伤口敷料及肢体作用，根据换药的需要选择使用。

3. 伤口清洁、消毒类换药物品

（1）酒精：酒精又叫乙醇，是最常用的皮肤消毒剂，75％酒精用于杀菌消毒；50％酒精用于预防褥疮；20％～50％酒精擦浴用于高热病人的物理降温。酒精能够吸收细菌蛋白的水分，使其脱水变性凝固，从而达到杀灭细菌的目的。如果使用高浓度酒精，对细菌蛋白脱水过于迅速，使细菌表面蛋白质首先变性凝固，形成了一层坚固的包膜,酒精反而不能很好地渗入细菌内部,影响其杀菌能力;酒精浓度低于75%时,由于渗透性降低,渗透效果差,也会影响其杀菌能力;75%酒精与细菌的渗透压相近,可以在细菌表面蛋白未变性前逐渐不断地向菌体内部渗入,使细菌所有蛋白脱水、变性凝固,最终杀死细菌。由此可见,酒精杀菌消毒能力的强弱与其浓度大小有直接的关系,75%酒精杀菌消毒效果最好。禁忌用于任何开放性伤口及黏膜的消毒,否则不仅使患者产生剧痛,同时会导致组织坏死。

(2)碘酒:碘酒为游离状态的碘和酒精的混合物,游离状态的碘原子具有超强的氧化作用,可以破坏病原体的细胞膜结构及蛋白质分子。能够更好地固定细菌的蛋白,在皮脂腺丰富的地方更具穿透力,头皮创口周围多用碘酒。但碘酒对出血较多的伤口效果不好,创面过大也不宜应用,并且过敏反应多,有腐蚀作用。禁忌用于任何开放性伤口及黏膜的消毒,否则不仅使患者产生剧痛,同时会导致组织坏死;对碘过敏者禁忌使用。

(3)碘伏:碘伏也是利用碘的氧化作用达到消毒目的,但碘伏中的碘为络合碘,碘伏干后,会形成一种类似油性的薄膜。碘伏对黏膜刺激性小,不需用乙醇脱碘,无腐蚀作用,过敏反应较少,且毒性低,多应用于黏膜、皮肤、小儿的换药等,消毒效果均优于碘酒,但对油腻的创口或者皮脂腺发达的部位无效或者效果不好。碘伏可以用于开放性伤口及黏膜的消毒,但临床上碘伏过敏者也不少见,过敏部位常出现皮肤瘙痒、脱皮甚至破溃,对碘过敏者禁忌使用。

(4)0.1%新洁尔灭:新洁尔灭是一种有机季铵盐阳离子表面活性消毒剂,破坏细菌细胞膜及细菌内部物质,具有较强的杀菌作用,多用于皮肤消毒。新洁尔灭对组织刺激性小,故也可以用于黏膜消毒和伤口内冲洗。

(5)醋酸氯己定溶液(洗必泰):为阳离子表面活性剂,抗菌谱广,对多数阳性和阴性细菌都有杀灭作用。对组织刺激作用小,基本无过敏反应,常用于开放性伤口、黏膜的清洗和消毒;也可用于感染创面或皮肤软组织炎症区域的湿敷,有助于局部炎症的控制。

(6)3%双氧水:与组织接触后分解释放氧,具有杀菌、除臭作用,多用于清洗创伤、溃疡、脓窦,松解坏死组织,去除黏附的敷料。双氧水对组织有一定的烧灼性,所以不能用于眼部冲洗、腹腔冲洗。另外对开放性外伤或手术创面清洗时,因双氧水清洗时会产生气泡,气泡可能通过破损的血管进入循环系统,引起主要器官栓塞的风险,需予以警惕。

(7)0.9%生理盐水:主要用于创口的冲洗和清洁。对于开放性伤口,通过生理盐水冲洗伤口,能够去除创面一些杂质、坏死组织、分泌物等,减轻了伤口的炎症反应,改善了伤口的微环境;同时,通过生理盐水冲洗伤口,减少了伤口病原微生物的数量,从而有利于伤口感染的预防和控制。另外,生理盐水对伤口无任何刺激和过敏作用,同时生理盐水的冷敷效应可以减轻伤口换药时的疼痛感。

(8) 0.02%高锰酸钾:可以缓慢释放氧,有除臭、杀菌、防腐作用,多用于冲洗伤口、会阴和坐浴等,也常用于严重化脓性感染的伤口和创面湿敷,需要时临时配制。

4. 伤口清洁、消毒后伤口覆盖类药品

(1) 5%或10%高渗盐水:主要用于创面水肿较重时对创面的处理。高渗盐水作用于局部肿胀未愈创口,能够达到局部脱水作用;高渗盐水加凡士林纱布可刺激肉芽的生长。在临床上经常用于肉芽创面植皮术前的湿敷。

(2) 高渗葡萄糖:高渗葡萄糖可以作为脱水剂,能增强血浆渗透压而产生脱水作用;高渗葡萄糖能均匀分布于创面,造成高渗环境,致细菌细胞脱水,细菌失去繁殖能力,菌体死亡,并能使机体局部细胞脱水,减轻创面及肉芽组织水肿,同时能形成保护膜,防止细胞继续侵入感染,能够改善局部血液循环,改善创面周围营养,促进创面愈合。此外,葡萄糖还具有生肌作用,可减少创面疼痛,利于创口愈合;对于感染性创口局部营养差、创口面积大、用其他药物换药后疗效差或无效者,下肢静脉曲张表面皮肤糜烂溃疡、创面愈合难者,浅Ⅱ度至深Ⅱ度小面积烧伤水肿明显、创面愈合缓慢者及褥疮换药疗效较好。

(3) 抗生素溶液:一般用庆大霉素,局部冲洗、湿敷,最好根据创面脓液培养和细菌敏感试验选用合适抗生素,换药前临时配制。

(4) 胰岛素:主要应用于糖尿病患者的不愈合创口。

(5) 2%红汞:皮肤黏膜的消毒,皮肤擦伤使用红汞效果最好,一般涂上后十几分钟就干燥,不用包扎。

(6) 鱼肝油:有加强局部组织营养、促进结缔组织生长、加速上皮组织扩散的作用。常用于填塞愈合缓慢的创口。

(7) 10%鱼石脂软膏:鱼石脂软膏有消炎退肿作用,多用于各种皮肤炎症、肿痛、疖肿早期,涂抹于患处。对已形成脓肿或脓肿已溃破者不宜使用。

(8) 50%硫酸镁溶液:用于挫伤、蜂窝织炎、丹毒等的消炎消肿,也可以用于局部湿敷、热敷。

(9) 5%硼酸软膏:可用于烧伤、擦伤、皮肤溃疡及褥疮换药时。临床换药可用硼酸溶液湿敷去腐直到肉芽新鲜,再使用生肌散粉末促进肉芽生长。

(10) 磺胺嘧啶银:多用于Ⅱ度烧伤创面。使用时用蒸馏水调成糊状,涂于创面,也可配成1%～5%溶液浸湿纱布,覆盖烧伤创面,临床上称为半暴露疗法。

临床上伤口清洁、消毒后,伤口覆盖类药品有莫匹罗星软膏、生长因子凝胶、甲壳素凝胶等,各种新型伤口覆盖类材料,如异种猪皮、异种羊膜、藻酸盐敷料、银离子敷料、人工真皮、创面负压材料等,其各自机理、作用不尽相同,不再一一详述。

第四节　外科换药处置流程及注意事项

一、外科换药处置流程

(一)换药前准备

(1) 环境准备:病情允许情况下均应在换药室换药,如需在病房换药者,30 分钟前停止一切清扫工作。换药在晨间护理之前为宜,不在进餐、入睡或亲属探视时进行。

(2) 医生准备:衣帽整齐、戴口罩、帽子,按七步洗手法洗手或用快速手消毒剂消毒双手。

(3) 病人准备:向患者解释讲明换药目的、取得合作、做好沟通;核对姓名,床号等,履行查对制度和病情告知制度。将病人接到换药室(尽可能)或携带用物的换药车到床边换药,将车停放病人床旁近头侧,注意拉起隔帘,履行隐私保护制度。

(4) 物品前期准备:尽可能使用换药车(上层放无菌物品,下层放换药后的污染物品)、快速手消毒液、换药包。换药车上备有黑色垃圾袋(放包装袋包皮)、黄色垃圾袋(放医疗垃圾)、白色垃圾袋(放金属器械)、锐器盒(放锐器),快速洗手消毒液,换药包,无菌纱布数包,弯钳、剪刀、无菌持物钳,并根据伤口情况准备敷料及换药溶液等,其他还可准备引流物(凡士林纱布)、固定物等。准备物品时查对消毒有效期、包装有无破损、消毒指示卡是否达标;准备物品需在换药室内完成,并且需准备充分,尽量避免物品遗漏及在床边准备换药物品。

(二)换药操作步骤

1. 换药物品准备及去除伤口敷料

(1) 将换药包边缘黏合处撕开,无菌持物钳先将无菌布夹出后铺放于换药车台面左侧 2/3 处,放置时手仅可接触无菌布一面。用无菌持物钳将换药包内物品放于无菌布上,手套、小碗盘放于靠近换药者侧边缘;镊子、弯钳、剪刀放于无菌布右侧边缘(尖侧 2/3 放在台面上、柄侧 1/3 放于台面外、位置固定);沿标识处撕开碘伏棉球包装袋,镊子夹持放于小碗盘内;沿纱布包装袋边缘黏合处撕开,用镊子将纱布放于无菌布中央;大碗盘放于病人身体旁近尾侧。

(2) 揭开敷料,暴露创面。用手取外层敷料固定物,使用消毒镊子揭去内层敷料,揭取方向与伤口纵向一致;若外层敷料有体液污染需戴手套。内层敷料沿伤口纵轴方向用镊子揭去,如有分泌物干结黏着敷料,可用盐水湿润后再揭下。

（3）污染的纱布、敷料应放入污物桶或弯盘，按感染性医疗废物处置。

2. 观察伤口

观察伤口情况，对伤口情况做出正确的判断，并根据伤口情况酌情给予相应的换药处理。特别强调的是，观察和判断伤口情况是外科换药的最基本和首要的目的，只有准确的观察和判断伤口情况后，方能根据不同的伤口情况酌情给予相应的治疗和处理。

3. 伤口清洁和处理步骤（以清洁缝合伤口为例）

（1）用手执镊法，左手持敷料镊夹取棉球，递至右手消毒镊子中，两把镊子不可碰撞，如要拧干棉球，敷料镊要高于消毒镊。

消毒镊子棉球，顺伤口及缝线口轻轻的沾一下，清洁伤口由内向外以"回"字形消毒，污染伤口应由外向内消毒，消毒范围超过覆盖的纱布。

（2）消毒后棉球置于相对有菌的弯盘内或感染性废物桶中。

（3）可根据伤口情况，创面敷以药物纱条，或适当安放引流物。在上药的敷料上，加盖无菌纱布（约8～12层），一般覆盖面积超过伤口四周3～5 cm。

（4）胶布固定方向：要顺皮纹方向垂直，一般三条，两边压边粘贴，中间一条。根据病情可对创面敷料进行加固处置，如腹带、胸带等。

（5）操作过程中执行无菌操作。

4. 病人安置

将病人伤口外衣物整理整齐，协助患者取舒适体位，整理床单位，告知患者及家属病人伤口换药中发现的情况，交代病情及病人应注意的事项。

5. 处理换药用物

（1）分类放置医疗废物，不得与生活垃圾混放，不得将损伤性的医疗废物与感染性的医疗废物混放。

（2）用后的可回收的重复使用医疗器械应在流动水下冲干净放入污染的器械回收箱，保持箱子的密闭，不得暴露在外。

（3）未使用的已开包装的棉球、纱块等不得放入无菌柜内再次使用，应按医疗废物处理。

（4）特殊感染者换药，换药车出房间后用2000 mg/L的含氯消毒剂由上到下擦拭消毒。

6. 操作者处理

按七步洗手法进行手清洁。

二、外科换药注意事项

（1）在整个换药过程中，按清洁—污染—感染—隔离伤口依次进行，严格执行无菌技术操作和手卫生规范。

（2）给不同的患者之间换药要进行手清洁，给感染伤口换药后，应认真洗手，然后方可给另一患者换药。

（3）换药时应查看各种敷料、消毒液是否在有效期内，包装是否完整，污染的敷料应立即放在医疗废物筒内或有菌的弯盘内，不得随便乱丢。

（4）换药时应注意清除伤口内的异物、线头、死骨、腐肉等，并核对引流物的数目，换药动作必须轻柔，注意保护健康的肉芽组织及上皮。

（5）单人多个换药操作顺序，先Ⅰ类切口，后Ⅱ类切口，再Ⅲ类切口，最后特殊感染者换药，换药时注意无菌操作、避免交叉感染。

第五节　外科换药的基本问题

外科换药过程中，有许多问题使初学者感到十分困惑，有必要进一步阐明。

一、外科换药的时间问题

有些人错误地认为伤口换药次数愈多愈好，间隔的时间愈短愈好，以为这样伤口才能保持清洁，伤口愈合也就更快，其实这种观点是不正确的。因为每次换药，即便是轻微的擦拭都会不同程度地损伤新生肉芽组织上的毛细血管，影响肉芽组织的生长。企图通过勤换药使伤口加快愈合是不可能的，我们应根据具体情况适时换药。一般无菌手术后不放引流物的缝合切口，可于术后3～4天更换敷料，观察有无出血、血肿、感染等情况，根据具体情况再确定下次换药的时间；如果病人出现原因不明的发热，刀口跳痛等情况，则随时换药，检查伤口有无异常情况。无菌手术后放置引流物缝合切口，可于术后24～48小时更换第一次敷料，根据情况决定是否拔除引流物或继续引流，确定下次换药时间。污染手术不放置引流物缝合切口，可于术后2～3天第一次更换敷料，观察伤口情况，确定下次换药时间。污染切口缝合后放置引流物时，术后24～48小时第一次换药，根据伤口情况决定是否拔除引流物或继续引流，确定下次换药时间。对于一般化脓性感染的伤口，往往需要在伤口内放置引流物，最初可每天换药一次，脓液及分泌物减少以后，可隔日换药一次；肉芽组织生长良好，分泌物明显减少时，可适当延长换药间隔时间。严重化脓性感染或肠瘘，脓液或分泌物较多，可根据情况立即换药。不管何种伤口，一旦敷料松脱或移位，失去应有的作用，则应立即换药，有时仅更换外层敷料，伤口内引流物或紧贴伤口的内层敷料可不必揭除。

二、外科局部用药问题

临床实践证明,在多数情况下,伤口局部外用药物并非必要,因为一些外用药对伤口不但无益,反而阻碍了伤口的引流,使肉芽水肿,影响上皮组织的长入,延迟伤口的愈合。消毒剂不能在伤口内使用,只能消毒伤口周围皮肤,因为消毒剂既然能杀灭细菌,同样也能破坏人体组织细胞。消毒剂消毒杀菌作用越强,对人体组织的破坏作用也愈大,例如碘酒和酒精,一旦和伤口内组织接触,将大大影响组织愈合。创伤愈合是一种正常的机体修复过程,局部外用药物对于伤口愈合并无多大帮助,换药的目的在于创造一个良好的环境,有利于伤口更好更快地修复。

三、外科局部引流的原则

外科换药的主要目的之一是清洁伤口,清除伤口内分泌物,使伤口得到良好的引流。通过在伤口内安放某种引流物,使聚积在伤口内的分泌物易于流出,或通过引流物本身的吸附作用达到引流目的。

伤口引流过程中应遵循以下原则:

(1)保持引流通畅:引流口应足够大,引流物填塞应松紧适当,利于渗液或分泌物流出。

(2)引流物选择得当:根据渗液或分泌物情况选择合适的引流管、引流片、引流条等引流物,使引流应充分彻底,利于伤口愈合。

(3)适时去除引流物:当引流充分彻底后,及时拔除引流物,利于伤口肉芽组织生长,上皮组织的修复,促进机体的康复。

四、外科换药与应用全身抗菌药物问题

(1)无菌伤口:小型无菌手术缝合后伤口,一般无需全身应用抗菌素,中、大型无菌手术可于手术前1天至术后3天,预防性应用抗菌药物。

(2)感染性伤口:分急性期和慢性期。

急性期伤口感染:伤口局部红、肿、热、痛,压痛明显,或有脓液自伤口流出,此时应及时、正确、合理地应用全身抗菌药物,防止炎症进一步扩散,避免发生全身性化脓性感染。在血管丰富的组织发生伤口感染时尤其如此。在选择抗菌药物时,原则上要根据感染细菌的种类、抗菌素的抗菌谱等因素综合考虑,通过细菌培养和细菌药物敏感试验,正确选用抗菌药物,及时控制感染。

慢性期伤口感染:局部肉芽组织灰暗、水肿,或伤口内分泌物减少,表示伤口感染已经转为慢性感染阶段,多因引流不畅、异物留存、局部营养不良等因素所致。特别是形成瘘管、窦道的病人,其伤口周围纤维结缔组织增生,局部血液循环不畅,

如果继续全身应用抗菌药物,往往不能得到满意的效果,且给病人造成经济上的损失。

目前抗菌药物的盲目滥用已经成为普遍性问题,有些医生对于一般性感染也习惯使用广谱的、价格昂贵的抗菌素。作为一名合格的医生应该明白,任何抗菌药物的应用,都不能代替伤口局部的正确处理。

五、拆线时间

拆线时间根据机体的愈合情况决定,一般头颈面部 4～5 天拆线;下腹部、会阴部 6～7 天拆线;胸、背、上腹部、臀部 8～10 天拆线;四肢、手足背 10～12 天拆线;足底部 13～15 天拆线;张力缝线 14～16 天拆线;新鲜创面植皮后 9～12 天拆线。贫血明显、营养不良、老年、体弱、多病、切口过大等可间断拆线,或了解切口愈合情况延期拆线。

六、观察针眼情况并进行处理

手术后可能出现愈合不良的情况,在换药时对缝针针眼进行观察并进行适当处理。针眼周围及缝线下组织红肿触痛及硬结皮温高,用 70％乙醇纱布湿敷,每 6 小时更换一次;针眼有脓液,可用棉球挤压针眼使脓液溢出,经 2％碘酒局部烧灼后再用 75％酒精纱布湿敷;针眼脓液较多时,可间断拆线再用 75％酒精纱布湿敷,每 6 小时更换一次。对针眼的正确处理可加速伤口的愈合。

第六节　常见伤口的处理

一、闭合性伤口的处理

对于闭合性清洁伤口,一般术后 2～4 天拆开敷料观察皮肤周围有无红肿、感染等情况。对于置入引流物的闭合性伤口,在拔除引流物之前,轻轻按压患部并观察有无淤血、积液或分泌物;如果没有则将引流物拔除,引流液较多时,应将引流管稍做旋转拔出一点,重新包扎延迟拔除。怀疑局部加压包扎造成血液循环障碍,使局部感觉麻木或肿胀者可考虑重新换药;术后敷料有渗出、渗液时,需观察植皮成活情况者,可考虑重新换药。

对于闭合性清洁伤口,用碘伏消毒刺激小、效果好。如果闭合性伤口为感染或污染伤口,按照感染或污染伤口的处理原则给予换药。

二、开放性伤口的处理

缺损区用盐水反复冲洗,周围可用碘伏常规消毒;消毒后,用盐水纱布或凡士林纱布覆盖,盐水纱布有利于保持创面的新鲜,凡士林纱布有利于创面的肉芽生长。色鲜红、颗粒细小的健康肉芽,分泌很少、分布均匀、易出血,可用凡士林纱布覆盖,2～3 天更换敷料一次,如需植皮的大创面,色淡红或苍白表面光滑晶亮的水肿肉芽,分泌物较多、不痛、不易出血、边缘呈堤状隆起,不易愈合,换药时应检查伤口内有无异物、线头等,若有应及时去除,剪去或刮除此水肿肉芽,创面敷高渗盐水敷料,也可用 1‰碳酸液烧灼后随即用酒精纱球擦拭,生理盐水洗净,创面湿敷,延长更换敷料的时间,注意改善全身营养状态,加强支持疗法。肉芽过长或色彩暗红,且超出伤口平面或凹凸不平,应予以修平;分泌物较少时可用油纱布覆盖,分泌物较多时用盐水纱布覆盖。陈旧性肉芽创面,颜色暗红,不新鲜,高低不平,有时呈陈旧性出血貌,再生能力差,周围组织不易愈合,换药时用刮匙将表面肉芽组织刮除或剪除,使之出血,露出新鲜肉芽,外敷橡皮膏,如有脓液,应注意观察有无脓腔或窦道,注意患者体温变化。

三、感染或污染伤口的处理

感染或污染伤口的处理原则是首先了解切口情况,然后伤口内及周边首先选择生理盐水反复清洗,较深伤口可加用双氧水清洗;同时及时清除异物、坏死组织、脓液;必要时拆开缝线,扩大伤口,彻底引流,并选择恰当的引流物,确保引流通畅;最后可根据伤口感染情况,选择含外用抗生素的纱布或敷料填塞伤口内或表面。感染性或污染性伤口根据情况每天换药或随时换药。需要注意的是,对于感染性或污染性伤口用生理盐水反复清洗,及时清除异物、坏死组织、脓液,引流通畅是伤口处理最关键的步骤;抗生素需具体根据患者局部和全身感染情况给予酌情使用,切记不可将抗生素的使用作为替代正确的伤口换药处理。

四、切口的脂肪液化的处理

切口在脂肪丰富的地方易出现切口脂肪液化。换药时广泛敞开切口(脂肪液化的区域全部打开),通过细菌培养和药敏实验选用敏感抗生素并加强换药。为了缩短时间,在初期消毒后在局部皮下注射庆大霉素,向切口中放置葡萄糖粉,利用糖的高渗抑菌作用、糖的黏性及其营造的高渗环境,减轻周围组织的水肿。需每天换药,待创口渗出物少后,用油纱布刺激肉芽生长,新鲜后采用二期缝合或蝴蝶胶布拉合。

五、窦道的处理

1. 窦道搔刮

先以探针(条)探清窦道方向及深浅后,用刮匙伸入窦道将其中的坏死组织及异物清除,再放入引流物并保持引流通畅。研究发现,将术后切口感染及窦道形成的脓液进行培养,发现有 1/4～1/3 合并有厌氧菌感染,故搔刮后的窦道可填入浸有灭滴灵的纱布条做引流,再配合肌注适当抗生素及口服灭滴灵,可收到较好效果。

2. 窦道切除

经多次搔刮仍经久不愈且超过 3 个月以上的腹壁窦道,可进行手术切除。切除前须行窦道造影,以了解其深度及走行方向。手术时可先由窦道注入美蓝,沿着颜色方向切除窦道,加速创口愈合。

六、伤口延迟愈合的原因

影响伤口延迟愈合的原因很多,常见的有引流不畅、异物留存、慢性骨髓炎、坏死组织存留、局部血运不良、伤口性质特殊、换药技术不良、蛋白质缺乏、维生素缺乏、糖尿病等。需通过局部和全身情况分析,找出病因、对症处理,加速伤口愈合。

换药是外科医生必须掌握的一门技术,是外科治疗疾病的重要手段。因此,每一位外科医生,特别是初入外科工作的年轻医生,应该努力提高外科基本操作处置技术,以便为往后的医生生涯打下良好的基础。

第八章　创伤急救基本技术

第一节　创伤止血技术

出血是创伤后主要并发症之一,成年人出血量超过血容量的 20%即可导致休克,危及生命。因此,及时有效的止血可以为后续的治疗提供保障。减少出血导致的死亡率和残疾率,对挽救伤者生命、提高其生活质量具有重要意义。

用于止血的器材有消毒敷料、绷带及充气或橡皮止血带、止血钳等专用止血器械。亦可选取当时当地最清洁的布类、绷带、布带等。

根据受伤部位、可供使用的物品及伤者自身情况的不同,可有多种止血方法,归类阐述如下:

1. 一般止血法

此法多用于小创口出血的止血。先用生理盐水冲洗并消毒患部,覆盖多层消毒纱布后,用绷带扎紧包扎。如果患部有较多毛发,在处理时应剪除、剃除毛发。

2. 指压止血法

此法多用于头、颈部及四肢的动脉出血。用手指、手掌或拳头将伤口近心端的动脉压在临近骨骼上,以阻断血流,达到临时止血的目的。清楚相关动脉的血供区域至关重要,压迫时间不宜过长。几种指压止血法具体如图 8-1-1 所示。

(1)指压颞浅动脉:适用于一侧头顶、额部的外伤大出血。在伤侧耳前,一只手的拇指对准耳屏上前方 1.5 cm 处压迫颞浅动脉,另一只手固定伤员头部。

(2)指压面动脉:适用于颜面部外伤大出血。一只手的拇指和食指或拇指和中指分别压迫双侧下颌角前约 1 cm 的凹陷处,阻断面动脉血流。

(3)指压耳后动脉:适用于一侧耳后外伤大出血。一只手的拇指压迫伤侧耳后乳突下凹陷处,阻断耳后动脉血流,另一只手固定伤员头部。

(4)指压枕动脉:适用于一侧头后枕骨附近外伤大出血。用一只手的四指压迫耳后与枕骨粗隆之间的凹陷处,阻断枕动脉的血流,另一只手固定伤员头部。

　　(5) 指压颈总动脉：适用于颈部出血。用拇指或其余四指对准颈部气管外侧与胸锁乳突肌前缘中点之间的强搏动点，将同侧颈总动脉压向颈椎，达到止血的目的。此处绝对禁止同时压迫双侧颈总动脉。

　　(6) 指压肱动脉：适用于一侧肘关节以下部位的外伤大出血。用一只手的拇指压迫上臂中段内侧，阻断肱动脉血流，另一只手固定伤员手臂。

　　(7) 指压桡、尺动脉：适用于手部大出血。将患肢抬高，用两手的拇指和食指分别压迫伤侧手腕两侧的桡动脉和尺动脉，起到阻断血流的作用。

　　(8) 指压指(趾)动脉：适用于手指(脚趾)大出血。用拇指和食指分别压迫手指(脚趾)两侧的指(趾)动脉，阻断血流。

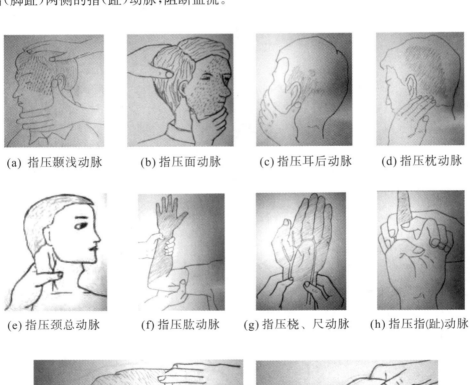

(a) 指压颞浅动脉　　(b) 指压面动脉　　(c) 指压耳后动脉　　(d) 指压枕动脉

(e) 指压颈总动脉　　(f) 指压肱动脉　　(g) 指压桡、尺动脉　　(h) 指压指(趾)动脉

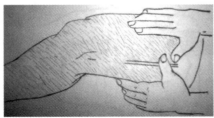
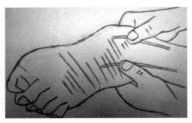

(i) 指压股动脉　　　　　　　　(j) 指压胫前、后动脉

图 8-1-1　指压止血法

（9）指压股动脉:适用于一侧下肢的大出血。使伤员处于坐位或卧位,用两手的拇指用力压迫伤肢腹股沟中点稍下方的股动脉,阻断血流。

（10）指压胫前、后动脉:适用于一侧脚的大出血。用两手的拇指和食指分别压迫伤脚足背中部搏动的胫前动脉及足跟与内踝之间的胫后动脉。

3. 加压包扎止血法

此法适用于小动脉以及静脉或毛细血管的出血。先将伤口用无菌敷料覆盖,后加盖折叠成相应大小的纱布、棉花、毛巾、衣服等,然后再用绷带、三角巾等紧紧包扎,以停止出血为度。包扎的压力要均匀,范围应足够大,包扎后将伤肢抬高,以增加静脉回流和减少出血。注意:若伤口内有碎骨片时,禁用此法,以免加重损伤,如图 8-1-2 所示。

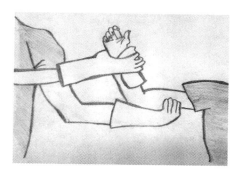

图 8-1-2　加压包扎止血法

4. 填塞止血法

此法适用于颈部和臀部较大而深的伤口。以颈部出血为例,先用镊子夹住无菌纱布塞入伤口内,如一块纱布不能将出血止住,可再加纱布,最后用绷带或三角巾绕颈部至对侧臂根部包扎固定,如图 8-1-3 所示。此法止血不够彻底,且可能增加感染的机会。另外,在清创去除填塞物时,可能由于血凝块随同填塞物同时被取出,又出现较大的出血。

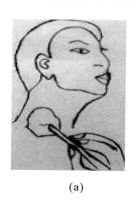　　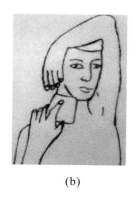　　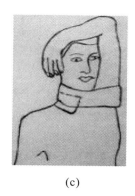

(a)　　　　　　　　　　(b)　　　　　　　　　　(c)

图 8-1-3　填塞止血法

5. 止血带止血法

只适用于四肢大出血,当其他止血法不能止血时才用止血带止血。此法可能造成某些并发症,如肢体末端坏死,降低断肢再植的成功率;绑扎太细而造成切割伤;绑太久而造成组织压碎性伤害等。止血带有橡皮止血带(橡皮条和橡皮带)、气囊止血带(如血压计袖带)和布制止血带,绑扎方法各不相同。

(1) 橡皮止血带止血:常用的止血带是长度为 1 m 左右的橡皮管。左手在离带端约 10 cm 处由拇指、食指和中指紧握,使手背向下放在扎止血带的部位,右手持带中段绕伤肢一圈半,然后把带塞入左手的食指与中指之间,左手的食指与中指紧夹一段止血带向下牵拉,使之成为一个活结,外观呈"A"字形,方法如图 8-1-4 所示。

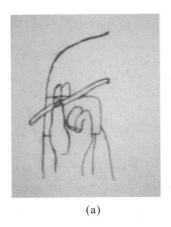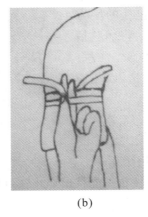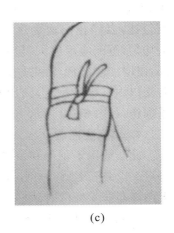

(a)　　　　　　　　　　(b)　　　　　　　　　　(c)

图 8-1-4　橡皮止血带止血

(2) 布制止血带止血:将三角巾折成带状或将其他布带绕伤肢一圈,打一个蝴蝶结;取一根小棒穿在布带圈内,提起小棒拉紧,将小棒依顺时针方向绞紧,将绞棒的一端插入蝴蝶结环内,最后拉紧活结并与另一头打结固定,方法如图 8-1-5 所示。

使用止血带应注意以下事项:① 不必缚扎过紧,以能止住出血为度;② 应每隔 1 小时放松 1~2 分钟,且使用时间一般不应超过 4 小时;③ 上止血带的伤员必须有显著标志,并注明启用时间,优先转送;④ 松解止血带前,应先输液或输血,补充血容量,准备好止血用器材,然后再松止血带;⑤ 因止血带使用时间过长,远端肢体已发生坏死者,应在原止血带近端加上新止血带,然后再行截肢术。

绑扎时,止血带应扎在伤口近心端,尽量靠近伤口。压力要适当,上肢为 250~300 mmHg,下肢为 300~500 mmHg,在无压力表时以刚好使远端动脉搏动消失为度。其次,使用止血带的部位应该有衬垫,且要垫平,否则会损伤皮肤,止血带的结应打在身体外侧。再次,时间要尽量缩短,一般不应超过 5 小时,原则上每 45 分钟要放松 1 次,放松时间为 2～3 分钟,松时慢慢用指压法代替。

　　使用止血带时应当有明显标记粘贴在病患的前额或胸前易发现部位,并写明绑扎时间。

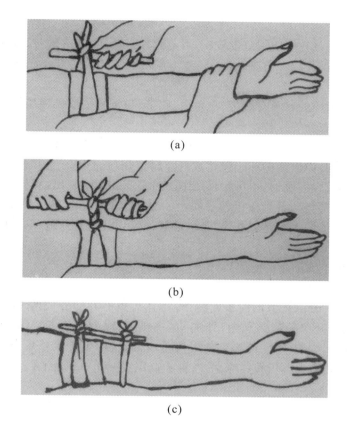

图 8-1-5　布制止血带止血

6. 改变肢体止血法

　　当前臂或小腿出血时,可在肘窝、膝窝内放以纱布垫、棉花团或毛巾、衣服等物品,屈曲关节,用弹力绷带或宽布同时缠绕近端和远端的肢体做“8”字形固定,但骨折或关节脱位者不能使用。

第二节　创伤包扎技术

伤口包扎在急救中应用范围较广,可起到保护创面、固定敷料、减少感染机会、止血、固定骨折以及减少伤痛的作用;包扎有利于伤口早期愈合,是损伤急救的主要技术之一。

伤口包扎常用的材料有绷带、三角巾、胸带、腹带等。如果现场没有,急用时也可用毛巾、现场衣物等代替。

在进行伤口包扎时,动作要轻柔,松紧要适宜、牢靠,既要保证敷料固定和压迫止血,又不影响肢体血液循环。包扎敷料应超出伤口边缘 5～10 cm。遇有外露污染的骨折断端或腹内脏器,不可轻易还纳。若系腹腔组织脱出,应先用干净器皿保护后再包扎,不要将敷料直接包扎在脱出的组织上面。四肢包扎时肢体须处于功能位置,从远心端向近心端包扎,以帮助静脉回流,并应将指(趾)端外露,以便观察血液循环情况。

具体的包扎方法如下:

1. 三角巾包扎法

用边长为 1 m 的正方形白布或纱布,将其对角剪开即分成两块三角巾,90°角称为顶角,其他两个角称为底角,外加的一根带子称为顶角系带,斜边称为底边。为了方便不同部位的包扎,可将三角巾折叠成带状,称为带状三角巾,或将三角巾在顶角附近与底边中点折叠成燕尾式,称为燕尾式三角巾,如图 8-2-1 所示。

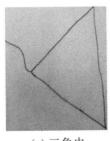 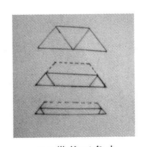 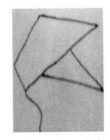

(a) 三角巾　　　　　(b) 带状三角巾　　　　　(c) 燕尾式三角巾

图 8-2-1　三角巾

2. 绷带卷包扎法

绷带卷包扎法有以下三种,如图 8-2-2 所示。

（1）绷带环形法：将绷带做环形缠绕，第一圈做环绕稍呈斜形，第二圈应与第一圈重叠，第三圈做环形。环形法通常用于肢体粗细相等部位，如胸、四肢、腹部。

（2）螺旋反折法：先作螺旋状缠绕，待到渐粗的地方每圈把绷带反折一下，盖住前圈的 1/3～2/3，由下而上缠绕，用于四肢包扎。

（3）螺旋法：使绷带螺旋向上，每圈应压在前一圈的 1/2 处。适用于四肢和躯干等处。

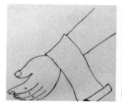 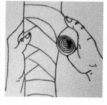 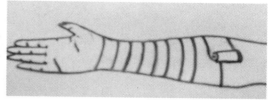

(a) 绷带环形法　　　(b) 螺旋反折法　　　　　　　　(c) 螺旋法

图 8-2-2　绷带卷包扎法

（4）"8"字形法：本包扎法是一圈向上，再一圈向下，每圈在正面和前一圈相交叉，并压盖前一圈的 1/2。此法多用肩、髋、膝、髁等处，如图 8-2-3。

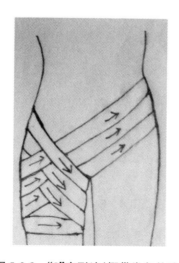

图 8-2-3　"8"字形法（绷带卷包扎法）

（5）回反法：本法多用于头和断肢端。用绷带多次来回反折。第一圈常从中央开始，接着各圈一左一右，直至将伤口全部包住，最后做环形将所反折的各端包扎固定（图 8-2-4）。此法常需要一位助手在回反折时按压一下绷带的反折端，松紧适度。

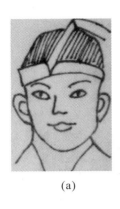 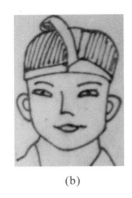 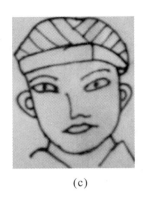

(a) 　　　　　　　　(b) 　　　　　　　　(c)

图 8-2-4　回反法(绷带卷包扎法)

3. 腹带包扎

腹带的构造为中间有包腹布,两侧各有条带脚互相重叠。使用时,病人平卧,把腹带从病人腰下递至对侧的助手,将包腹布紧贴患者腹部包好,再将左右带脚依次交叉重叠包扎,最后在中腹部打结或以别针固定。注意:创口在上腹部时应由上向下包扎,创口在下腹部则应由下向上包扎(图 8-2-5)。

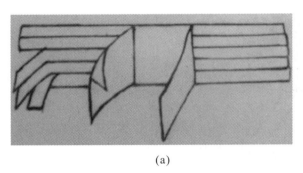 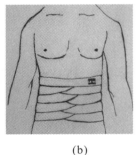

(a) 　　　　　　　　　　　　　　(b)

图 8-2-5　腹带包扎

4. 胸带包扎

胸带比腹带多两根竖带。包扎时先将两竖带从颈旁两侧下置于胸前,再交叉包扎横带,压住竖带,最后固定于胸前(图 8-2-6)。

5. 相关部位包扎法介绍

(1) 头部包扎

① 三角巾帽式包扎:适用于头顶部外伤。先在伤口上覆盖无菌纱布(所有的

伤口包扎前均先消毒,再覆盖无菌纱布,以下不再重复),把三角巾底边的正中放在伤员眉间上部,顶角经头顶拉到枕部,将底边经耳上向后拉紧压住顶角,然后抓住两个底角在枕部交叉返回到额部中央打结(图 8-2-7)。

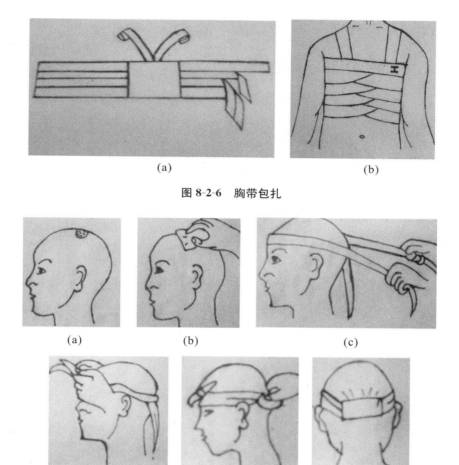

(a)　　　　　　　　　　　　　　　(b)

图 8-2-6　胸带包扎

(a)　　　　　(b)　　　　　(c)

(d)　　　　　(e)　　　　　(f)

图 8-2-7　三角巾帽式包扎

② 三角巾面具式包扎:适用于颜面部外伤。把三角巾一折为二,顶角打结放在头正中,两手拉住底角罩住面部,然后双手持两底角拉向枕后交叉,最后在额前打结固定。可以在眼、鼻、口处提起三角巾,用剪刀剪洞开窗(图 8-2-8)。

③ 双眼三角巾包扎:适用于双眼外伤。将三角巾折叠成三指宽带状,中段放在头后枕骨上,两旁分别从耳下拉向眼前,在双眼之间交叉,再持两端分别从耳上

拉向头后枕下部打结固定(图 8-2-9)。

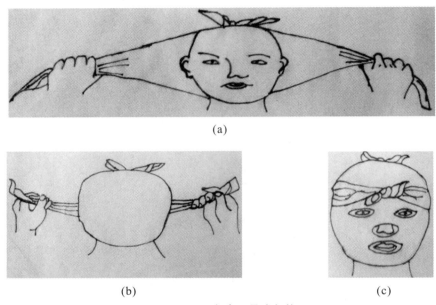

(a)

(b) (c)

图 8-2-8 三角巾面具式包扎

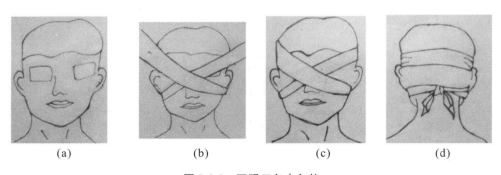

(a) (b) (c) (d)

图 8-2-9 双眼三角巾包扎

④ 头部三角巾十字包扎:用于下颌、耳部、前额、颞部的小范围伤口。现以下颌部伤口为例,将三角巾折叠成三指宽带状并置放于下颌敷料处,两手持带状三角巾两底角分别经耳部向上提,长的一端绕过头顶与短的一端在颞部交叉成十字,然后两端水平环绕头部,经额、颞、耳上、枕部,与另一端打结固定(图 8-2-10)。

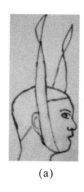
(a)

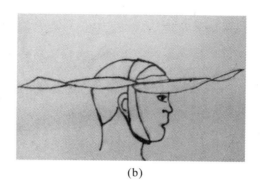
(b)

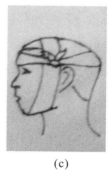
(c)

图 8-2-10 头部三角巾十字包扎

（2）颈部包扎

① 三角巾包扎：若右侧颈部受伤，嘱伤员健侧（左侧）手臂上举抱住头部，将三角巾折叠成带状，中段压紧覆盖的纱布，两端在健侧（左侧）手臂根部打结固定（图8-2-11）。

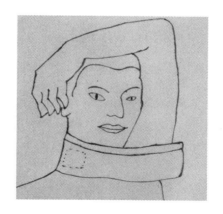

图 8-2-11 三角巾包扎

② 绷带包扎：方法基本与三角巾包扎相同，只是改用绷带，环绕数周后再打结。

（3）胸、背、肩、腋下部包扎

① 胸部三角巾包扎：适用于一侧胸部外伤。将三角巾的顶角放于伤侧的肩上，使三角巾的底边正中位于伤部下侧，将底边两端绕过下胸部至背后打结，然后将巾顶角的系带穿过三角巾底边与其固定打结（图8-2-12）。

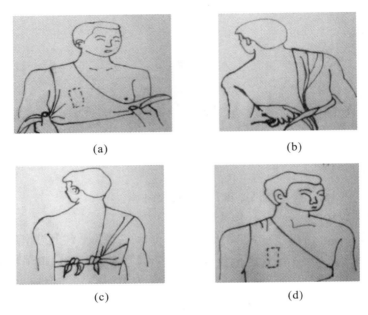

(a)　　　　　　　　　　　　(b)

(c)　　　　　　　　　　　　(d)

图 8-2-12　胸部三角巾包扎

　　② 背部三角巾包扎:适用于一侧背部外伤。方法与胸部包扎法相似,只是前后相反。

　　③ 侧胸部三角巾包扎:适用于单侧侧胸外伤。将燕尾式三角巾的夹角正对着伤侧腋窝,双手持燕尾式三角巾底边的两端,紧压在伤口的敷料上,利用顶角系带环绕下胸部并与另一端打结,再将两个燕尾角斜向上拉到对侧肩部,打结(图8-2-13)。

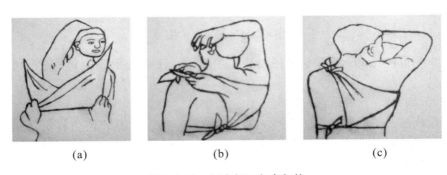

(a)　　　　　　　　　　(b)　　　　　　　　　　(c)

图 8-2-13　侧胸部三角巾包扎

④ 肩部三角巾包扎:此法适用于一侧肩部外伤。使用三角巾和窄带各一个,将三角巾的顶角对着伤侧颈部,巾体紧压伤口的敷料上,窄带压紧颈部的三角巾顶角,卷曲顶角,将窄带包在卷曲的三角巾内,然后将窄带的两端绕于对侧腋下打一活结,三角巾的另外两端压紧敷料,在伤侧腋下交叉,环绕同侧上臂,在外侧打结固定(图 8-2-14)。

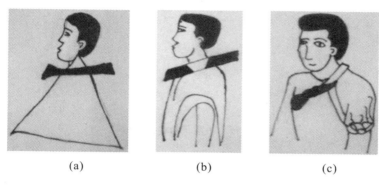

　　　　(a)　　　　　　　　　(b)　　　　　　　　　(c)

图 8-2-14　肩部三角巾包扎

⑤ 腋下三角巾包扎:适用于一侧腋下外伤。将带状三角巾中段紧压腋下伤口敷料上,再将巾的两端向上提起,于同侧肩部交叉,最后分别经胸、背斜向对侧腋下打结固定(图 8-2-15)。

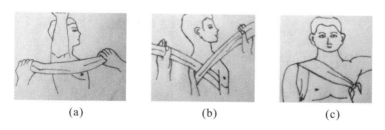

　　　　(a)　　　　　　　　　(b)　　　　　　　　　(c)

图 8-2-15　腋下三角巾包扎

(4)前臂、手部包扎

① 手掌三角巾全巾包扎,如图 8-2-16 所示。

② 手掌带状三角巾包扎:适用于手外伤。将带状三角巾的中段紧贴手掌,将三角巾在手背交叉,三角巾的两端绕至手腕交叉,最后在手腕绕一周打结固定(图8-2-17)。

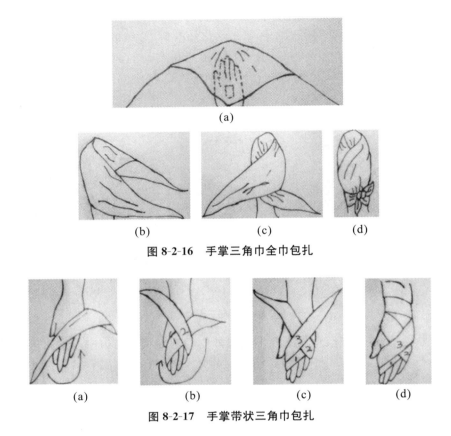

图 8-2-16　手掌三角巾全巾包扎

图 8-2-17　手掌带状三角巾包扎

③ 肘部带状三角巾包扎,如图 8-2-18 所示。

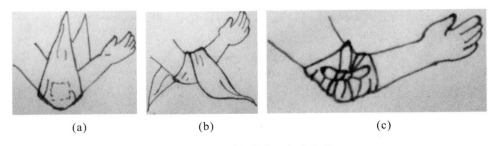

图 8-2-18　肘部带状三角巾包扎

④ 托臂全巾包扎:适用于臂部外伤时。以右手臂受伤为例,三角巾的顶角对着手肘部,以托住手肘及前臂,将一底角绕过颈部与另一顶角在对侧胸前打一活结固定,顶角环绕肘部打一活结,手臂在水平位悬于胸前(图 8-2-19)。

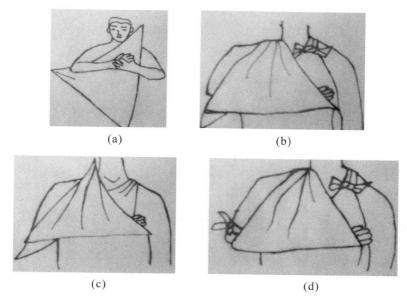

(a)　　　　　　　　　　　(b)

(c)　　　　　　　　　　　(d)

图 8-2-19　托臂全巾包扎

（5）腹部包扎

适用于腹部外伤。双手持三角巾两底角,将三角巾底边拉直放于胸腹部交界处,顶角置于会阴部,然后两底角绕至伤员腰部打结,最后顶角系带穿过会阴与底边打结固定(图 8-2-20)。

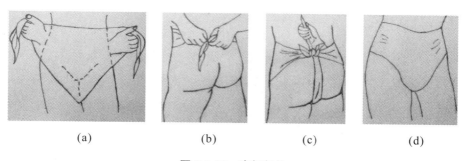

(a)　　　　　　(b)　　　　　　(c)　　　　　　(d)

图 8-2-20　腹部包扎

（6）臀部三角巾包扎

适用于臀部外伤。方法与侧胸外伤包扎相似,只是燕尾式三角巾的夹角对着伤侧腰部,紧压伤口敷料上,利用顶角系带环绕伤侧大腿根部与另一端打结,再将两个燕尾角斜向上拉到对侧腰部打结(图 8-2-21)。

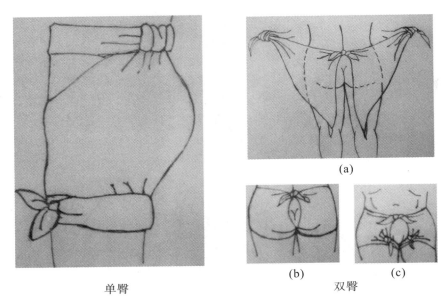

单臀　　　　　　　　　　　　　　双臀

图 8-2-21　臀部三角巾包扎

（7）上肢、下肢绷带螺旋形包扎

适用于上、下股除关节部位以外的外伤。先在伤口敷料上用绷带环绕两圈，然后从肢体远端绕向近端，每缠一圈盖住前圈的 1/3～1/2 成螺旋状，最后剪掉多余的绷带，然后用胶布固定，或者将绷带末端剪开形成两个末端，环绕肢体打一活结（图 8-2-22）。

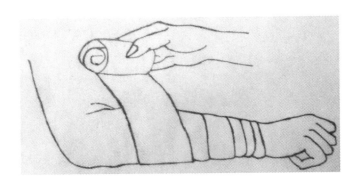

图 8-2-22　上肢绷带螺旋形包扎

（8）"8"字肘、膝、踝关节绷带包扎

适用于肘、膝、踝关节及附近部位的外伤。先用绷带的一端在伤口的敷料上环绕两圈,然后斜向经过关节,绕肢体半圈再斜向经过关节,绕向原开始点相对应处,环绕半圈回到原处。这样反复缠绕,每缠绕一圈覆盖前圈的 1/3～1/2,直到完全覆盖伤口(图 8-2-23)。

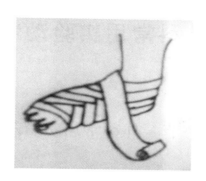

图 8-2-23 "8"字踝关节绷带包扎

包扎伤口前,先简单清创并盖上消毒纱布再包扎,动作要轻柔。肢体须处于功能位置,从远心端向近心端包扎,以帮助静脉回流,松紧适度。四肢包扎时应将指(趾)端外露,以便观察血液循环情况。严禁在伤口、骨隆突处或易于受压部位打结。

第九章　外科常用实验动物及其麻醉

第一节　外科常用实验动物

选择合适的实验动物是完成外科手术实验的基本条件。随意选择动物用于某项实验,可能会导致实验结果出现误差,甚至整个实验前功尽弃。因此,选择最适宜的实验动物对完成相关的实验来说至关重要。适用于外科手术实验的动物,一般有家犬、小型猪、兔等。本节主要介绍犬、小型猪、兔的生物学特性及其解剖学结构。

一、犬

犬,学名 *Canis lupus familiaris*,属哺乳纲(Mammalia)、食肉目(Carnivora)、犬科(Canidae)、犬属(*Canis*)动物,是人类最早驯化的动物之一。犬自 20 世纪 40 年代开始用作实验动物。

1. 犬的生物学特性

犬喜欢肉类和脂肪多的食物,喜欢啃骨头。犬的嗅觉十分灵敏,能辨别空气中细微的气味。幼犬出生后也是靠嗅觉寻找母乳。犬的听觉是人的 16 倍,对频率为 7～10000 Hz 的声音能很好地辨别,对水源的判断也很强,能清楚地辨别来自 12 个方向的声音。犬是红绿色盲,视觉较差,但是暗视野发达,在夜晚微暗的光线下,辨别物体的能力很强,所以犬夜行性很好。犬有群居性,具有合群欺弱的特性,但是作为长期与人类生活的家犬,有服从主人的天性,能领会主人的意图。犬 2 岁进入成年期,寿命一般为 10～20 年,品种不同、个体差异较大。犬的品种繁多,体重和体型悬殊较大。在一项实验中,应选择同一品种,年龄、体重相近的犬。外科实验一般多选用 2～8 岁、体重 10～15 kg 的犬为宜。遇到年龄不明的犬时,可根据犬牙情况估计。1 岁时,恒牙出齐,门牙有尖突;2 岁时,下门牙尖突磨平;3 岁时,上门牙尖突磨平;4～5 岁,上下门牙出现磨损斜面,颜色变黄;6～8 岁时,门牙明显变短,尖牙明显磨损变黄;10 岁以上时,门牙磨损至根,尖牙脱落,全部牙根变黄。犬有 A、B、C、D、E 五种血型,仅 A 型有抗原性,其他四种型血可输给任何犬。

2. 犬的解剖学特点

(1) 犬的汗腺不发达,体表几乎无汗腺,仅鼻尖有一种鼻镜腺和脚(枕部)有汗腺,主要靠呼吸调节散热。在炎热的夏季,犬常将舌头伸出口外做喘式呼吸,同时加大呼吸频率来散热降温。

(2) 犬的心脏与人类相似,比例也比较接近。犬的心脏位置居中,在舒张期更接近圆形,心尖更为圆钝,长轴更加倾斜。心尖位置位于左侧第 6 肋软骨间隙或第 7 肋软骨与胸骨相接之处。犬的主动脉自心脏发出后,先向头部直行,然后较大角度转折改变行走方向,形成比较尖锐的主动脉弓。主动脉根部发出两支或单支冠状动脉,而自主动脉弓首先发出较粗的头臂动脉和略细的左锁骨下动脉。头臂动脉沿食管腹侧向头部走行,分出左、右颈总动脉及右椎动脉。左锁骨下动脉在食管左侧上行,分出左侧椎动脉。犬左、右椎动脉十分发达,在颅脑血液供应方面占主要地位。犬奇静脉汇入腔静脉根部处,十分贴近心脏。犬肺静脉通常有 6 根分支通入左心房。

(3) 犬的腹壁结构与人十分相似,尤其适合于练习剖腹术。腹壁剃毛后可显示皮肤及脐部,切开表层为皮下组织,深层为腹膜。表层和深层之间为腹部肌肉,由腹外斜肌、腹内斜肌、腹横肌和腹直肌组成,前三种肌肉形成腹腔的外侧壁,其腱膜分别会合于腹部正中的腹白线并形成腹直肌鞘的内鞘和外鞘,将腹直肌包被起来。腹外斜肌起自最后 8 根或 9 根肋骨的外面和腰背筋膜,止于腹白线,其纤维向下后斜行。腹内斜肌起自髋结节和腰背筋膜,向前下呈扇形分布,止于后部的肋骨上,腹横肌的肌纤维呈横行分布,也止于腹白线。腹直肌位于腹壁的腹侧,胸骨和耻骨之间,沿腹白线两侧呈纵行排列,其肌束上有 5 条横腱划。

(4) 犬腹腔脏器结构与人类也十分接近。犬胃位于正中矢状面的左侧,膈后肠管前,空虚时前腹侧被肝和膈掩盖,形状弯曲,有大、小弯之分。大弯主要面朝左,小弯主要面朝右;胃壁面向腹侧与肝接触,脏面向背侧与肠管接触。胃可划分成几个部分,但彼此没有明显的分界。贲门部最小,与食管相接。胃底位于贲门的左侧和背侧,呈圆顶状。胃体,指最大的中部,从左侧的胃底至右侧的幽门部。幽门部沿胃小弯向下,占远侧的 1/3。临床常见手术部位为胃大弯(用于取胃内异物和食管贲门部异物阻塞)和幽门部(幽门先天性狭窄)。

(5) 犬的脾脏包于大网膜的浅层,位于正中矢状面的左侧,附着于胃大弯。其外侧面邻接左外侧腹壁和肝,后部到达腰中部,前部可达通过第 12 与第 13 胸椎之间的横断面,腹侧可以抵达腹腔底壁。胃与脾之间的大网膜叫胃脾韧带,在活体可见丰富的血管。在临床可结扎这些血管,切断胃脾韧带,即可摘除脾脏。

（6）犬的肝脏共有左内叶、左外叶、右内叶、右外叶、方叶和尾叶 6 叶。肝脏的壁面与膈肌的腹腔面接触，其脏面左侧与胃相邻，右侧为胰脏、右肾和十二指肠，腹侧是大网膜，经大网膜与肠管相邻。肝的最后部覆盖着右肾的前端，抵达第 13 胸椎的横断面。正常肝脏不突出于肋弓之后，随着呼吸，稍微地纵向移动。肝右内叶的脏面上有胆囊窝。右外叶较小，与尾叶相邻。尾叶包围着右肾的前端。方叶狭窄，位于左、右两叶之间，构成胆囊窝的左界。肝脏左内叶与右内叶和方叶由一裂将其相互分开。脐静脉由此进入肝。左外叶与左内叶之间以另一裂分开。尾叶不甚明显地与肝中央部分分开，呈横向位于肝主体的右侧和背侧。

（7）犬十二指肠起于胃幽门，向背前方行很短一端距离，再向后折转，形成十二指肠前曲。自前曲继续向后行的一段是降十二指肠。降十二指肠与右腹侧壁相接触。至接近髋结节处，向左前方折转形成十二指肠后曲，再继续向前行，是升十二指肠。升十二指肠位于肠系膜根的左侧，并在这里形成十二指肠空肠曲。空肠自肠系膜根的左侧接十二指肠，为小肠中最长的部分。空肠形成许多小肠袢，占据腹腔的后腹部，其动脉血供来自肠系膜前动脉。肠系膜淋巴结沿系膜内的血管分布。空肠在腹腔右侧与回肠相接。回肠是小肠的末端部分，很短，自左向右，在肠系膜根部的后方，通过腰中部的横断面，在正中矢状面的右侧。回肠在回结合处通升结肠。空肠和回肠之间无明显界限。盲肠和结肠是大肠在腹腔中的部分。盲肠为"S"形的盲管，位于正中矢状面右侧，回肠与结肠连接处，其背侧为右肾后端，腹侧为小肠，外侧为降十二指肠，盲肠经盲结口与升结肠相通。结肠位于腹腔背侧，系于结肠系膜。升结肠较短，位于肠系膜根的右侧；横结肠从右向左，位于系膜根的前方；降结肠较长，起始部在肠系膜根的左侧。升结肠与横结肠之间的弯曲部，叫结肠右曲；横结肠与降结肠之间的弯曲部叫结肠左曲。降结肠后行至骨盆腔入口处，延伸为直肠。

（8）犬的胰腺为粉红色，柔软、细长，比较活动，形状呈"V"形，分出两个细长的分支，于幽门后方相汇合。右支经十二指肠起始段的背侧及肝尾状叶和右肾的腹侧，向后伸展，末端到达右肾的后方，包围在十二指肠系膜内。左支经胃的脏面与横结肠之间向左后方，末端到达左肾前端。两支胰腺各有一根或数根胰管，汇合成 3～5 mm 的胰总管。胰总管处有较为明显的脂肪团和一条十二指肠静脉，手术时不难发现。

（9）犬肾呈深棕色，部分被脂肪包被，腹侧面为腹膜。肾的外侧缘隆凸，内侧缘近乎平直。内侧缘中部的凹窝为肾门，是血管、神经和输尿管等进出肾的通道。右肾与前三个腰椎相对，比左肾靠前约半个肾的距离。右肾与肝的接触面较大，其前 1/3 部被肝的尾突所遮盖。右肾的腹侧面与降十二指肠、胰右叶、盲肠和升结肠等相邻。其内侧缘与后腔静脉相邻。左肾与第 2、3、4 腰椎相对。其腹侧为降结肠和小肠,前端邻脾,内侧缘靠近主动脉。肾的外侧缘为肾结石手术的切开部位。肾摘除时,应分别结扎肾门处的动静脉和输尿管。肾上腺位于每侧肾脏的前面。每侧的肾上腺都与膈腹静脉总干相交,并在肾上腺的腹侧面留下一条静脉压沟。右肾上腺位于后腔静脉与肝尾叶之间的背侧,腰下肌的腹侧。在肾静脉的前方,肾与后腔静脉之间,暴露右肾上腺,左肾上腺位于主动脉与左肾之间。输尿管在肾内膨大的部分为肾盂,向后行与腰下区的腹膜褶内,开口与膀胱颈的背侧。肾窦是肾门内的空隙,内容肾盂和肾血管,有脂肪填充。

(10) 犬的子宫位于腹腔底壁,由子宫颈、子宫体和两个子宫角组成。自子宫角向上找,可见输卵管和卵巢。卵巢位于肾脏后极附近。右卵巢位于降十二指肠的背侧,左卵巢稍微靠后,位于降结肠和腹腔壁之间。卵巢外有卵巢囊包裹。输卵管沿卵巢囊外侧壁前行,再折转后行至子宫角。子宫角触摸似实质器官,不似肠管柔软,活体时颜色较肠管红。

(11) 犬腹腔动脉系统:

① 腰动脉:成对,起自主动脉的背侧面,向背侧分脊髓支和背侧支。脊髓支经椎间孔进入椎管,与椎管内的脊髓腹侧动脉相吻合,分布于脊髓;背侧支分布于腰椎背侧的肌肉和皮肤。

② 腹腔动脉:为一短干,在两膈脚之间,起自主动脉,下分肝动脉、胃左动脉和脾动脉 3 支。

③ 肠系膜前动脉:在腹腔动脉的后方离开主动脉,为肠系膜前神经丛和神经节围绕,神经节的外围是肠系膜淋巴结和门静脉的分支。结肠中动脉、结肠右动脉和回肠动脉,以一总干起自肠系膜前动脉。胰十二指肠后动脉、空肠动脉和回肠动脉也是肠系膜前动脉的分支。

④ 膈腹动脉总干:成对,在肠系膜前动脉与肾动脉之间,起自主动脉,越过腰肌的腹侧面与肾上腺背侧面之间。膈后动脉前行至膈,腹动脉进入腹壁,在腹横肌与腹内斜肌之间分支。

⑤ 肾动脉:同肾的位置一样不对称,右肾动脉起自主动脉的位置靠前并且较长,位于后腔静脉的背侧。

⑥ 卵巢动脉:在肾动脉至髂外动脉的中部,起于主动脉。分布于卵巢、卵巢囊、输卵管和子宫角。

⑦ 肠系膜后动脉:不成对,起自腹主动脉的后部,在降结肠系膜内向后下方延伸至降结肠的系膜缘,分相等的两支:结肠左动脉,沿降结肠系膜缘向前行,与结肠中动脉相吻合;直肠前动脉,沿直肠系膜缘向后行,与直肠后动脉相吻合。

⑧ 旋髂深动脉:旋髂深动脉成对,在髂外动脉起点附近,起于主动脉,横过腰大肌走向外侧,在腰大肌的外侧缘,分支至腹腔的后背侧壁的肌肉,穿出腹壁后,在

髂结节的腹侧变成浅支,分布于腹后部、腹肋部和大腿前部的皮肤。

（12）犬腹腔静脉系统:门静脉收集胃、小肠、盲肠、结肠、胰腺和脾等器官的静脉血入肝脏。胃十二指肠静脉为门静脉的近侧支,在胰腺体附近的右侧进入门静脉,汇集胰、胃、十二指肠和大网膜等的静脉血。脾静脉从胃十二指肠静脉之后的左侧流入门静脉,汇集来自脾、胃、胰和大网膜的静脉血,还接收来自胃小弯、胃左静脉的血液。肠系膜前、后静脉是门静脉的远侧支,肠系膜前静脉呈树枝状,汇集空肠、回肠、十二指肠后段和胰右叶等部的静脉血,肠系膜后静脉汇集盲肠和结肠的静脉血。

（13）犬的迷走神经在腹腔内的分布与人类大体相同,但其胸腔段则比较简单。左、右迷走神经在肺门水平各分为前、后两支,右侧后支较粗,左侧则前支较粗。在肺门稍下方,左、右迷走神经前支在食管前联合成"前迷走神经"。左迷走神经的后支斜向右下方,跨越食管后壁,与右迷走神经的后支在膈裂孔稍上方合并,形成"后迷走神经"。穿过膈肌进入腹腔后,前迷走神经立即分出肝支,然后沿胃小弯下行,于胃前壁分出若干胃支。后迷走神经进入腹腔后,分出一根粗大的腹腔支,然后沿胃小弯偏后处下行,沿途分出与前迷走神经相应的胃支。

（14）犬胃的交感神经与人类相同,也来自腹腔丛,伴随胃部血管分布于胃壁。

二、小型猪

小型猪,学名 *Susscrofa*,Miniature swine,属于哺乳纲（Mammalia）、偶蹄目（Artiodactyla）、野猪科（Sus）动物。普通家猪因体型肥大,不便于饲养和管理,遗传控制也达不到实验动物的要求,一般不用于动物实验。目前用于动物实验的猪多为人工培育的小型猪和微型猪。

1. 小型猪的生物学特性

小型猪多为杂食性,好甜食,食量大,消化快,嗅觉灵敏,喜好群居,性格温顺,易于调教,对外界温度、湿度变化敏感,生理结构尤其是心血管系统、消化系统、皮肤、骨骼的发育以及营养需要和矿物质代谢等与人类极其相似。小型猪性成熟较早,雌性猪一般为 4～8 月龄,雄性猪为 6～10 月龄,为全年性多发情动物。平均寿命 16 年,最长达 27 年,体重一般在 30 kg 左右（6 月龄）,小型猪最小体重在 15 kg 左右。

2. 小型猪的解剖学特点

（1）猪有发达的门齿和犬齿,齿冠尖锐突出。臼齿也很发达,齿冠上有台面,上有横纹。小型猪有发达的唾液腺,能分泌含量较多的淀粉酶。

（2）猪的皮肤组织结构以及上皮修复的再生性与人类很相似,皮下脂肪层和烧伤后的体内内分泌代谢改变也与人类相似。

（3）猪的心脏共有左、右心房和左、右心室四个腔室，其结构和循环系统与人类很相似。小型猪的心脏呈左、右稍扁的圆锥体型。心脏表面靠近心基处有冠状沟，是心房与心室分界的外界标志。在冠状沟和左、右纵沟内有营养心肌的血管，并有脂肪填充。

（4）猪的肝脏较为发达。壁面凸，脏面凹，壁面与膈及腹腔侧壁接触，后有腔静脉通过，脏面与胃及十二指肠等接触。肝脏分为 6 叶：左、右外侧叶，左、右内侧叶，方叶和尾叶。肝脏有左、右两条冠状韧带以及左、右三角韧带将其固定。镰状韧带和肝圆韧带在小型猪中显示十分明显。猪肝脏小叶间的结缔组织发达，肝小叶十分明显，肉眼在肝脏表面都能看出。胆囊位于肝脏右内侧叶的脏面。胆管与肝总管会合成胆总管，开口于距幽门 2～5 cm 处的十二指肠憩室。猪胆囊收缩能力差，胆汁量较少。

（5）猪的脾脏位于腹前部，胃的左侧，是体内最大的淋巴器官。猪脾呈紫红色，质地软，通过胃脾韧带与胃大弯相连。猪的胰腺呈灰黄色、三角形，分胰头和左、右两叶。胰头稍偏右侧，位于门静脉和后腔静脉的前面，胰腺左叶从胰头向左伸至左肾前，右叶位于十二指肠系膜中。猪胰腺胰管自右叶穿出，开口于十二指肠内，开口位置在胆总管开口之后，距幽门一般 10～20 cm。

（6）猪的消化道结构与人类很相似。胃为单室混合型，容积较大，有 5～8 L。在近贲门处有一盲突，称为胃憩室。猪胃黏膜的无腺区很小，仅仅位于贲门周围，呈苍白色。贲门腺体很大，在胃的左端至胃的中部，且黏膜薄呈淡灰色。胃底腺体较小，沿胃大弯分布，黏膜呈棕红色。幽门腺区黏膜呈灰色，有不规则的皱襞。猪小肠为 15～20 m，其中十二指肠为 40～90 cm，空肠大部分位于腹腔右半部，在结肠圆锥的右侧。回肠较短，末端开口于盲肠和结肠交界处的腹侧，开口处的黏膜突入盲肠结肠和肠腔内。猪回肠固有膜内的淋巴集结特别明显，分布于肠系膜附着缘对侧的肠壁内。猪盲肠较为发达，短而粗，一般位于左髂部。猪结肠起自回盲部，长 4～5 m，起始处管径与盲肠相似，向后逐渐缩小。猪结肠分前、后两部，前部较长，后部较短，在肠系膜根部弯曲形成结肠终襻。

三、兔

家兔，学名 *Oryctolagus cuniculus* f. *domesticus*，起源于欧洲野生穴兔，也称为欧洲兔，属于哺乳纲，兔形目（Lagomorpha）、兔科（Leparidae）、穴兔属（*Oryctolagus cuniculus*）。家兔是由野生穴兔经过人工驯化培育而成的。

1. 兔的生物学特性

兔的听觉和嗅觉都很灵敏，能凭嗅觉辨别非亲生子兔。兔喜欢安静，胆小怕惊，遇到突然的惊吓常会乱蹦乱跳，甚至死亡。兔喜欢躺在干燥清洁的地方，不吃被粪便或尿液污染的食物或饲料。家兔汗腺不发达,喜干怕热,在气温超过 30℃ 或湿度过高时母兔易减食、流产,且群居性较差,喜欢咬斗,所以实验用家兔常放置在通风条件好、温度较低、湿度较好的环境下笼养。

2. 兔的解剖学特性

(1) 兔口腔小,上唇分开,有四对唾液腺。兔心脏位于狭窄的胸前部,纵膈的中间位,稍偏左,界于第 2 肋骨后缘与第 4 肋骨后缘之间。家兔心脏结构与人类相似,也分为左、右心房和左、右心室四个腔室,但不发达。心脏的血液循环也包括体循环和肺循环两部分。

(2) 兔为单胃,分胃底部、贲门部和幽门部三部分,幽门部胃壁含有丰富的肌肉层,且远较胃底部的胃壁厚。家兔肠道总长是体长的 8～12 倍,盲肠较大,约占腹腔的 1/3,常充满内容物,外观呈暗绿色。盲肠内含有大量繁殖的细菌和原生动物,这些微生物可使草料中的纤维素发酵和分解。

(3) 兔肝脏是一个有浅裂的分叶器官,为体内最大的消化腺。肝脏位于腹腔前部,附着于膈肌的后方。肝脏分横膈面和内脏面,从肝脏腹面的裂沟将肝脏分成四部分:左侧为两个较大的左外侧叶和左内侧叶,右侧为较小的右叶和狭窄的中央叶。在中央叶前方的肝门处有尾状叶和乳状突。兔胆囊位于肝脏中央叶与右侧叶之间的裂沟处,呈绿色梨形囊袋状。胆囊分泌的胆汁经胆总管距幽门约 1.0 cm 的开口处进入十二指肠。

(4) 兔的脾很小,其体积和重量变化较大,与含血量的多少有关。兔脾呈暗红色,悬挂在大网膜上,紧贴于胃大弯的左侧部。

(5) 兔胰腺是个脂肪状的分散的腺体,大部分腺体成单独的小叶状,沿肠系膜零散分布。右叶是胰腺的主要部分,沿十二指肠肠祥系膜分布,左叶从右叶的中间分出,分布至胃小弯和十二指肠的起始部,远端前行至与胃相连的脾前端。胰腺导管是一条壁薄的小导管,在十二指肠肠祥的后部,自胰腺右叶发出,开口于十二指肠的后段 1/3 处。

(6) 兔肾呈豆型,深红褐色,位于腹腔的背壁,腰椎两侧,由脂肪组织包埋,位置较为固定,是一对实质性器官。左、右双肾在腹腔内的不同平面上。右肾位置较为靠前,几乎全部处于肋骨的后方,相当于第一腰椎的前缘。左肾位置较为靠后,前缘达到胃大弯水平,后端延伸至第四腰椎前端或中间部位。

第二节　实验动物的麻醉

实验动物的麻醉是用物理或化学的方法,使动物身体局部或全身暂时失去痛觉或痛觉迟钝，以利于实验顺利完成。任何形式的动物手术或有创伤的动物实验，都必须在麻醉下才能完成。在实验过程中对实验动物实施麻醉既是实验本身的需要，也是从人道主义角度对实验动物进行保护所必须采取的措施。在选择麻醉及操作过程中，应根据实验的要求及动物的种类来选择不同的麻醉方式，而且麻醉的深度必须适当，整个实验过程中要保持麻醉稳定。麻醉过深或过浅，都会造成实验的失败。

一、实验动物的麻醉方法

实验动物的麻醉方法有全身麻醉与局部麻醉两种方法。实验过程中选用何种麻醉方式，依据动物实验的需要以及实验动物的种类而定。

1. 全身麻醉法

全身麻醉是指麻醉药物经呼吸道、静脉或肌肉进入动物体内以后，抑制动物的中枢神经系统，使动物的痛觉消失，肌肉松弛。全身麻醉方法一般有吸入麻醉和非吸入麻醉两种方式。

（1）吸入麻醉

吸入麻醉是将挥发性的麻醉剂或气体麻醉剂，经呼吸道吸入动物体内，从而产生麻醉效果的方法。常见的吸入麻醉剂有乙醚、安氟醚、三氟乙烷等。乙醚由于其具有麻醉深度容易掌握、作用安全、麻醉后恢复快等特点而最为常用。

乙醚的吸入麻醉适用于中小型实验动物的全身麻醉，主要作用于中枢神经系统。使用方法是将含有乙醚的棉球或纱布放入先前准备好的玻璃缸内，缸底应放置少许脱脂棉或锯木屑。将动物放入玻璃缸中，盖上密封较好的盖子。观察动物在玻璃缸中的行为。待动物中枢神经受到抑制、肌肉松弛自行倒下后，取出动物。此时动物的角膜反射迟钝、肌肉松弛、痛觉消失，可以用于动物实验。在实验过程中，如动物出现挣扎、肌肉紧张恢复的现象，应将含有乙醚的棉球或纱布靠近其鼻部，适时追加乙醚的吸入量，以维持麻醉的深度和时间。

（2）非吸入麻醉

非吸入麻醉是实验室最常用的动物麻醉方法之一，简单方便，麻醉作用时间较长，多用于麻醉时间超过 2 小时以上的动物实验，一次给药便可以保持较长时间的麻醉状态，且很少引起动物气管分泌物的增多，麻醉过程相对比较平稳。缺点是麻醉药物的给入剂量要掌握精确，一旦过量容易造成动物的中枢过度抑制导致动物死亡。非吸入性麻醉的给药常用注射法，如静脉注射、腹腔注射、肌肉注射、皮下注射等。

① 静脉麻醉：优点是快速、方便、价廉、无空气污染、不燃烧、不爆炸等。缺点是注入麻醉药物的多少不易掌握，因此注药应缓慢并随时注意观察动物的反应。如用狗作为实验动物时，将狗后腿大隐静脉处的毛剃去一部分，消毒皮肤后按

30 mg/kg的剂量静脉注入2‰～2.5‰的戊巴比妥钠,一般在2～4分钟后即出现麻醉效果,可维持2～4小时,如术中发现麻醉不足可再注原注射剂量的1/5～1/4。

② 腹腔麻醉:将戊巴比妥钠溶液注入动物腹腔内,通过腹膜吸收达到麻醉效果。但该法诱导时间较长,且首次剂量不易掌握,所用剂量与静脉麻醉相同,此法多用于狗作为教学用实验动物时的麻醉,以及如小鼠、大鼠、豚鼠和沙鼠等小动物的麻醉。腹腔麻醉的注射部位约在下腹部靠外侧处。

常用的非吸入性麻醉药物有戊巴比妥钠、硫喷妥钠、氨基甲酸乙酯等。

戊巴比妥钠在动物实验的非吸入性麻醉方法中使用最为普遍,其作用特点是安全范围大、毒性小、麻醉潜伏期短、维持时间较长。戊巴比妥钠呈白色粉末状,使用时配制成1%～3%的生理盐水溶液,既可静脉注射麻醉,也可腹腔注射麻醉。使用时一般先给麻醉药物总量的2/3,同时密切观察动物的生命体征的变化,依据动物的行为和反应,调整麻醉剂量,避免给药过量导致动物死亡。在实验过程中,如出现动物苏醒、挣扎等情况时,应追加麻醉药物或吸入乙醚等挥发性麻醉剂辅助麻醉。外科动物实验常用的麻醉药物及剂量如表7-1所示。

表7-1 外科动物实验常用的麻醉药物及剂量

药品名	适用种类	给药途径	用药剂量 (mg/kg)	常配浓度	用药量 (mL/kg)	麻醉维持时间及注意事项
戊巴比妥钠	犬、兔、猫	iv	30	3%	1.0	维持2～4小时,中途加1/5量,可多维持1小时以上
		ip	40～50	3%	1.4～1.7	
	豚鼠	ip	40～50	2%	2.0～2.5	
	大鼠、小鼠	ip	45	2%	2.3	
	大鼠、小鼠、豚鼠	im	1 350	20%	7.0	
乌拉坦	犬、兔、猫	iv, ip	750～1 000	25%	3～4	维持2～4小时,主要适用于小动物
异戊巴比妥钠	犬、兔、猫	iv	40～50	5%	0.8～1.0	维持4～6小时
		im, ip	80～100	5%	0.8～1.0	
硫喷妥钠	犬、兔、猫	iv, ip	20～50	2%	1.3～2.5	10～30分钟,效力强,宜慢注射
	大鼠		50～100	1%	5.0～10.0	
乙醚	各种动物	气管内插管				实验过程中要一直吸入麻醉药维持

续表

药品名	适用种类	给药途径	用药剂量 (mg/kg)	常配浓度 (%)	用药量 (mL/kg)	麻醉维持时间及注意事项
盐酸氯 胺酮	大鼠、小 鼠、兔、	iv,ip,im	22～44			
	犬	iv	15～40			
	猪	iv ,im	10～15			
氯仿	各种动物	吸入				实验过程中要一直吸入 麻醉药维持,毒性大

注:"iv"为静脉注射,"ip"为腹腔注射,"im"为肌肉注射。

2. 局部麻醉法

局部麻醉的方法很多,以浸润麻醉方法最为常用。浸润麻醉是将麻醉药物注射于皮下、肌肉组织或手术野深部组织,以阻断用药局部的痛觉神经传导,达到麻醉的目的。

进行局部浸润麻醉时,首先要固定好动物,防止动物挣扎影响麻醉操作。然后用皮试针头在实验操作局部的皮肤部位做皮内注射,形成皮丘。再换局麻长针头由皮丘点进针,放射到皮丘周围继续注射,直至实验要求麻醉区域的皮肤及各层组织都浸润到为止。

常用的局部麻醉药物有利多卡因、普鲁卡因等。

二、动物麻醉中要注意的几个问题

(1) 对易挥发的、易燃易爆的麻醉药品,如乙醚,使用时要注意远离火源。保存时应放置在棕色玻璃瓶中,安全存放于荫凉处。

(2) 任何麻醉药物使用过量都会造成动物死亡,使用时要根据动物体重准确地计算给药量,选择合适的给药方式。

(3) 静脉给予麻醉药时,要缓慢推注,并随时观察动物的角膜反射、呼吸频率等指征。

(4) 实验前动物应禁食,大动物要禁食8～12小时。兔和啮齿类动物无呕吐反射,术前无需禁食。

(5) 麻醉前要仔细检查麻醉剂质量、数量是否能满足实验要求,麻醉固定器具是否有破损,麻醉中毒后的急救器具或物品是否准备妥当。

(6) 麻醉开始后,要保持动物的气道通畅,防止窒息。

(7) 动物麻醉后,体温会下降,要注意保温。

第十章　外科手术学基本实习操作

第一节　离体猪大肠端端吻合术

1. 目的和要求

（1）初步掌握常用手术器械的正确使用方法。

（2）了解胃肠道吻合的两种基本缝合方法：间断全层内翻缝合和间断浆肌层内翻缝合。

（3）熟悉手术操作，体会缝合时手的感觉（手感）；在离体肠上学习肠吻合术，为以后做活体肠吻合术打下基础。

2. 实验器材

离体猪大肠、持针器、肠钳、血管钳、Kocher 钳、手术镊、手术缝针、医用丝线等。

3. 手术操作

每两人一组徒手（不戴手套）操作、体会手术操作时缝针刺入各层组织时传递给手的感觉（手感），两位同学互相配合、轮流操作。

（1）取两段粗细相差无几的肠管，在拟吻合的两端分别用有齿血管钳夹持并修整残端以利吻合。

（2）用两肠钳在距肠端 2～3 cm 处分别从独立缘向系膜缘方向夹住肠管，将两端靠拢，系膜缘对系膜缘。

（3）在肠系膜缘和对系膜缘（独立缘），用丝线对各浆肌层缝合一针，进针距离切缘约 0.8 cm，缝好后这两针缝线作为牵引线。再从肠后壁中点处开始，做距离切缘 0.6～1.0 cm，针距 0.3～0.5 cm 的全后壁的间断浆肌层（Lembert）缝合（第一部分）。

（4）接着做肠后壁的间断全层内翻缝合，针距 0.3～0.5 cm。两端黏膜层的进针和出针处应尽量靠近切缘（第二部分）。

（5）做肠前壁的间断全层内翻缝合。可以从系膜缘向独立缘方向，也可以从独立缘向系膜缘方向,或者从两端向中间缝合,采用间断全层内翻缝合(第三部分)。

(6) 放开肠钳,再用 Lembert 缝合方法缝合前壁的浆肌层。距离全层缝合处 0.3~0.5 cm,针距为 0.3~0.5 cm,最后剪去最先缝合的两牵引线(第四部分)。

(7) 吻合完毕后,检查前后壁缝合处是否均匀可靠,以拇指和食指试探吻合口的大小,以通过大拇指(约 2 cm)为宜。

(8) 为了了解手术操作情况,可以在距吻合口约 1 cm 处剪断肠管,检查吻合口的情况,包括针距是否大致相等、Lembert 缝合深度是否符合要求等。

操作者感到满意后,离体肠端端吻合完成。操作者与助手角色对调,完成下一组端端吻合术(图 10-1-1)。

4. 离体肠端端吻合术操作要点(4-2-3)

(1) 4 部分:整个手术共做了 4 部分,分别是第一部分:背侧(肠后壁)浆肌层 Lembert 缝合;第二部分:背侧(肠后壁)间断全层内翻缝合;第三部分:腹侧(肠前壁)间断全层内翻缝合;第四部分:腹侧(肠前壁)浆肌层 Lembert 缝合。

(2) 2 个圆:在整个操作过程中,实质是缝合成了 2 个圆,第 1 个圆是全层吻合圆(由第二部分、第三部分组成),第 2 个圆是浆肌层吻合圆(由第一部分、第四部分组成)。

(3) 3 个 0.3~0.5 cm:整个吻合过程中,操作中注意 3 个 0.3~0.5 cm:间断全层内翻缝合时进针距离切缘 0.3~0.5 cm,浆肌层 Lembert 缝合距离全层内翻缝合 0.3~0.5 cm,间断全层内翻缝合时与浆肌层 Lembert 缝合中针与针距离 0.3~0.5 cm。

5. 易犯的错误及解决方法

(1) 针距不等。手术过程中要求针距大致相等为 0.3~0.5 cm。活体肠吻合术后肠内容物对肠壁有张力,针距一致则张力分散均匀,以减少吻合口瘘和吻合口漏的发生。保持针距相等较好的操作方法是在缝合第一、二、四部分时可以使用等距缝合(或称等分缝合),即下一次缝合点选择在已缝合好的两针的中点,等分的针距满足要求为止。

(2) 缝线打结过松或勒切组织。血管结要求打紧,组织结只要使缝合组织靠拢便于愈合即可。吻合打结过紧则缝合线勒切组织,打结过松使得吻合端不能良好对合,影响愈合。预防的方法是肠钳距肠管断端不少于 3 cm,打结不必过度用力收紧,而是刚刚使组织靠拢即可。

(3) 缝合方法错误。① 全层缝合不是内翻。预防的方法是:从黏膜层开始进针,在另一端肠管的黏膜层出针(即内外-外内缝合),这样线结全在肠腔内;② 前壁缝于后壁。预防的方法是助手将牵引线向上提起,使前后壁脱离,在直视下操作。

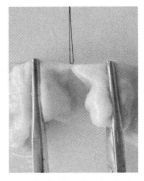

(a) 最前浆肌层牵引线

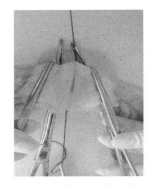

(b) 前后浆肌层牵引线

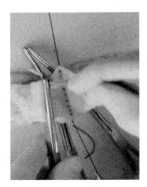

(c) 背侧浆肌层间断缝合

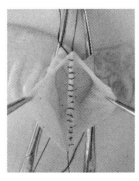

(d) 背侧全层间断缝合

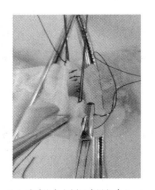

(e) 腹侧全层间断缝合(一)

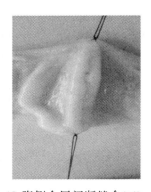

(f) 腹侧全层间断缝合(二)

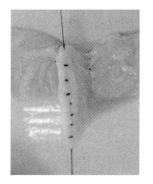

(g) 腹侧浆肌层间断内翻
缝合(线结头在外)

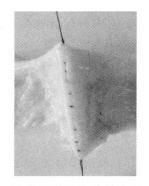

(h) 后面观后壁(线结头在
全层和浆肌层之间)

图 10-1-1　离体肠端端吻合术

（4）吻合口内翻过度和黏膜外翻。这一错误最易出现，更应引起注意。预防方法是 Lembert 缝合浆肌层时距全层缝合不能太远，一般 0.3～0.5 cm。这样可避免吻合口内翻过度。预防黏膜外翻的方法是全层缝合时黏膜层的进针和出针应尽量靠近切缘。

（5）Lembert 缝合时浆肌层过深或过浅。缝合太浅而未缝及肌肉层时，打结易撕裂浆膜层；缝合过深透过黏膜即成为全层缝合，失去了浆肌层缝合的意义。预防的方法是缝浆肌层时动作放慢，在直视下操作，仔细体会，多多练习以求获得良好的手感。只有反复练习、熟能生巧，才能做到 Lembert 缝合时浆肌层深浅适中。

第二节　脾 切 除 术

1. 目的和要求

（1）进一步训练无菌操作技术和手术基本功的操作。

（2）掌握开腹、关腹的常规步骤和方法。

（3）掌握脾切除术的要领和大血管处理的操作技术。

2. 实验器材

卵圆钳、巾钳、长镊、手术镊、弯盆、消毒碗、手术刀、手术剪、直血管钳、弯血管钳、蚊式钳、甲状腺拉钩、腹腔拉钩、持针器、缝针、缝线、组织钳、肾蒂钳等。

3. 实验动物

实验用犬。健康无传染性疾病，雌雄不限，体重 10～15 kg。术前 8～24 小时禁食，6 小时禁水。

4. 手术操作

（1）用 3% 戊巴比妥钠 1 mL/kg 腹腔麻醉后，将狗仰卧平放并绑缚在手术台上，剃去腹部的毛。用配制好的洗必泰醅溶液常规消毒、铺巾，巾钳固定四角，接着铺中单和剖腹巾。

（2）做左侧经腹直肌切口：用切皮刀切开皮肤、皮下组织长约 10 cm，暴露腹直肌前鞘，出血点逐个钳夹并结扎止血。切口两边铺垫消毒巾，用巾钳或缝合固定。换刀于腹直肌前鞘做一切口，用弯血管钳将其与腹直肌分离，并用剪刀向下、上延伸剪开，使与皮肤切口等长（腱划若不易分离，可用刀切开）。

（3）用刀柄钝性分离腹直肌，沿腹直肌纤维方向分开腹直肌，暴露腹直肌后鞘。

（4）用镊子和血管钳（或两把血管钳）沿横轴线对向交替钳夹后鞘和腹膜，确定没有内脏脏器被钳夹时,用手术刀切开一小口,手术者和第一助手分别用镊子和血管钳夹持对侧腹膜边缘,将其提起,用组织剪纵向剪开腹膜。剪开腹膜时,可用左手食指和中指插入腹腔,保护内脏(图 10-2-1)。

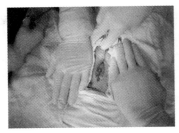

(a) 绷紧并切开皮肤、皮下组织

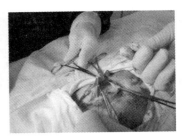

(b) 结扎止血

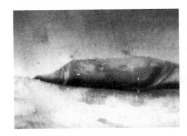

(c) 使用皮肤保护巾

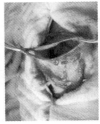

(d) 提起并切开腹膜

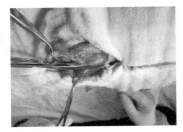

(e) 打开腹腔

图 10-2-1　打开腹腔

(5) 用盐水纱布垫将肠袢挡在腹腔右侧。找到胃后,衬着盐水纱布垫将胃向内侧牵拉,即可显露胃脾韧带和脾脏,脾呈暗紫色。

(6) 狗的脾蒂较长,可将脾从切口处托出。如果脾的上、下端有韧带连着,可用血管钳夹住,在两钳间将其切断并用丝线结扎。近心端至少做三重结结扎。

(7) 将脾轻托到腹腔外的盐水纱布上,可看到胃脾韧带有两层,其中有较多的血管,脾动脉主干在韧带中央部分,其中多有较高位的两大分支,较其他血管略粗,搏动明显,易于辨认。

(8) 分离出脾动、静脉或其较大的分支(属支)2~3 cm 一段,先用三把血管钳夹住脾动脉(或大的分支)并在远心端第一、二钳间切断(近心端保持两把血管钳);结扎脾侧脾动脉残端,在近心端的近侧血管钳底下结扎,结扎的同时移去近心端近侧的血管钳;在远心端远侧的血管钳下、近侧结扎线间做贯穿缝扎,去除血管钳(三把血管钳处理大、中血管)。按同样的方法处理脾静脉(或大的属支)。

(9) 将胃脾韧带内的其他血管依次用两把血管钳钳夹,并在其间切断,近心端做三重结扎或加贯穿缝扎,脾侧方结结扎。最后取出脾脏放入污物盘中(图 10-2-2)。

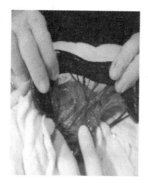
(a) 显露脾血管

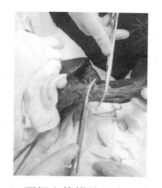
(b) 两把血管钳处理小血管

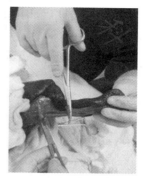
(c) 切断并结扎血管

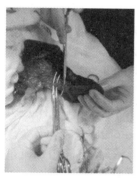
(d) 三把血管钳处理大血管①

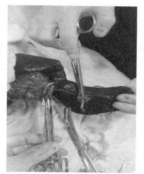
(e) 三把血管钳处理大血管②

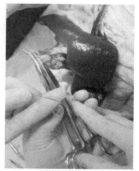
(f) 三把血管钳处理大血管③

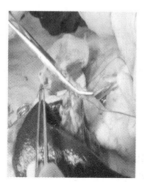
(g) 三把血管钳处理大血管④

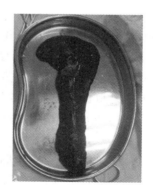
(h) 切下的脾脏

图 10-2-2　脾切除术

（10）关腹：检查手术区域内有无活动性出血，若无异物，清点纱布器械无缺后，逐层缝合切口。用 4 号丝线连续缝合腹膜和后鞘，间断或"8"字缝合腹直肌前鞘，保护切口消毒皮肤后，用细丝线间断缝合皮下组织，采用细丝线间断缝合或褥式缝合法缝合皮肤。

5. 易犯的错误及处理方法

（1）皮肤未能一刀切开。初次手术，切皮时不敢用力常反复切割，使切口极不整齐呈锯齿状影响组织愈合；反之用力太大，会使皮肤、皮下组织，腹直肌前鞘，腹直肌，甚至腹膜一刀被切开。正确的方法是手术者垂直进刀，掌握力度控制深度平行行刀，垂直出刀。术者与一助用左手执纱布按压切口两侧，两侧用力均衡使切口皮肤绷紧但不能移位，这样皮肤被刀切开时切口会迅速分开，使手术者很容易掌握切口的深度，通过调节右手的作用力而避免切口过深或过浅。

（2）擦血动作错误。用纱布在切口组织上来回揩擦是易犯的错误，这种擦血动作既加重组织损伤又加重出血，并且容易将结扎线结擦掉，使结扎的血管开放而再次出现活动性出血。正确的方法是用纱布在垂直方向上下轻轻按压组织，这样纱布吸去血液既不会擦掉堵塞微小血管的凝血块又能使微小血管止血；纱布吸去液体后易看清较大的血管的活动性出血，在直视下用血管钳止血。

（3）止血动作错误。初次活体手术时，同学们害怕出血现象以致皮肤皮下组织尚未完成切开就忙于止血，这样不但不易钳夹也不易结扎。另一错误是用血管钳钳夹时不仅夹血管而是连同很多组织一并钳夹，甚至连同皮肤一并钳夹。正确的方法是皮肤、皮下组织完全切开并显露下方的腹直肌前鞘后，再使用止血钳垂直夹持出血的血管残端，在此之前可用纱布按压切口压迫止血。

（4）切口不合要求。① 切口变短。做腹壁切口时，越向下层组织切开，切口就越短，最后到达腹腔时，实际有效利用的切口太小不能满足手术的要求，或是人为加重对机体的损害。解决方法是在切开下层组织时，养成用拉钩等拉开上层组织的习惯，充分显露下层组织，便于操作，使得切口的深层和浅层相对等大。② 切口偏斜。各层交错偏斜或各层向腹外侧偏斜而分离到腰部，各层切口偏斜不利于手术和术后愈合，向腹外侧偏斜分离至腰部甚者不能进入腹腔。解决方法是手术者与一助在牵引组织时，两人的用力要对称均衡，保证切口组织不移位，用力要始终垂直，行刀方向相对一致，不能偏斜。

（5）肝脾混淆。实验犬肝呈多叶状，色泽红，不能托出腹腔；脾为深紫色，长条状，位于膈面下位置较深，脾蒂内有多数血管，用手入脾窝可托出腹腔。

（6）脾撕裂伤出血。脾组织脆嫩，所以手术时动作应轻柔切忌粗暴，更不能用器械钳夹脾脏。分离脾系膜时，远心端的血管钳不能靠脾脏太近，保持 0.5～1 cm 的距离，这样可以避免靠脾太近，结扎时产生太大的张力而使系膜从脾上撕脱下来造成出血；万一脾侧出血点未夹持住时还可以做第二次结扎止血。若发生脾撕裂伤出血时，可用纱布压迫填塞止血直至脾切除为止。

（7）大血管及脾蒂处理的错误。用三把血管钳钳夹大血管时，另准备一把血管钳钳夹增加在近心端处，因此切断血管后近心端应有两把血管钳。近心端结扎时，应在近心端近侧的血管钳底下结扎并先放掉此血管钳。做脾蒂或大血管贯穿缝扎时，其进针点应在血管钳与结扎线之间，紧贴于血管钳底下。任何使近心端只有一把血管钳的三钳夹持法都是错误的。若在结扎线下方进针，易刺破大血管造成活动性出血并可形成巨大血肿，万一出现此情况可在血肿的近心端再做一次三重结扎。

第三节　盲肠部分切除术

1. 目的和要求

（1）进一步练习无菌操作技术。

（2）进一步熟练掌握切开、止血、结扎、缝合等技术，了解荷包缝合。

（3）通过盲肠部分切除术（仿人的阑尾切除术），了解和掌握单纯性阑尾炎切除术的常规操作。

2. 实验器材

卵圆钳、巾钳、长镊、消毒缸、手术刀、手术剪、手术镊、拉钩、直血管钳、弯血管钳、蚊式钳、Kocher 钳、Allis 钳、针持、缝针、缝线等。

3. 实验动物

实验用犬。健康无传染性疾病，雌雄不限，体重 10～15 kg。术前 8～24 小时禁食，6 小时禁水。

4. 手术操作

（1）用 3% 戊巴比妥钠 1 mL/kg 腹腔麻醉后，将狗仰卧平放并绑缚在手术台上，剃去腹部的毛。用配制好的洗必泰醑溶液常规消毒、铺巾，巾钳固定四角，接着铺中单和剖腹巾。

（2）做右上腹腹直肌旁或经腹直肌切口，长约 10 cm，切开皮肤、皮下组织，显露腹直肌前鞘，用血管钳钳夹、结扎止血。切口两边铺垫皮肤保护巾、并用巾钳固定。在腹直肌前鞘做一小切口，用弯血管钳将其与腹直肌分离，并用剪刀向上、向下延伸剪开。不易剪开的腱划处，可用刀切开。

（3）将腹直肌推向内侧或沿腹直肌的肌纤维方向用刀柄分开腹直肌，暴露腹直肌后鞘。如有出血可结扎止血。

（4）用两把弯血管钳沿横轴线方向对向交替钳夹后鞘和腹膜,检查确定没有内脏被钳夹时,用刀切开一小口,主刀和第一助手分别用血管钳夹持对侧腹膜边缘并提起,用组织剪纵向剪开腹膜。剪开腹膜时,可用左手食指和中指插入腹腔、保护内脏。

（5）显露盲肠:犬盲肠位于右上腹偏中,在肋与脊柱之间,十二指肠和胰右支的腹侧,回结肠交汇处,长 6～15 cm,直径约为 2 cm,呈卷曲状,籍系膜和回肠相连,使盲肠经常保持弯曲状态。盲肠前端开口于结肠的起始部,其颈部变细,远端呈逐渐变尖的盲端,多呈淡紫色。打开腹腔后用腹腔拉钩将右侧腹壁切缘拉向右侧,暴露右上腹寻找盲肠。寻找方法:① 将大网膜向上翻并推向左上方,在其基部寻找盲肠。② 将右上腹最外侧紧靠侧壁的一段自头端向尾端走行的十二指肠提起,提到一定程度时,即可见盲肠位于十二指肠环内胰腺右支的腹面。如果不能迅速找到盲肠,也可顺着胃幽门窦将十二指肠提出即可找到盲肠(图 10-3-1)。

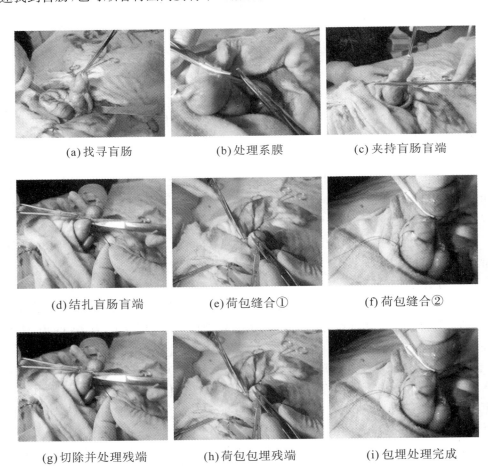

(a) 找寻盲肠　　　　　　(b) 处理系膜　　　　　　(c) 夹持盲肠盲端

(d) 结扎盲肠盲端　　　　(e) 荷包缝合①　　　　　(f) 荷包缝合②

(g) 切除并处理残端　　　(h) 荷包包埋残端　　　　(i) 包埋处理完成

图 10-3-1　盲肠切除术

（6）分离和结扎盲肠系膜血管：找到盲肠后，用阑尾钳夹住盲肠盲端，提出腹腔，周围用盐水纱布垫好以保护组织。从盲肠系膜远端开始用血管钳分次穿破、钳夹、切断结扎系膜。在近心端血管钳下方，用丝线结扎并可加贯穿缝扎，以控制出血。分离系膜时应尽量靠近盲肠，避免损伤回肠及其血液供应（手术中若不便按上述方法操作，可以使用类似阑尾切除术的逆行切除方法操作，即先在盲肠基部分别分离出盲肠内外侧血管并进行处理，渐次分离至盲肠盲端）。

（7）结扎盲肠及荷包缝合：在盲肠根部准备做结扎的地方用 Kocher 钳轻轻钳夹，再以 7 号丝线在夹痕处结扎。用蚊式血管钳紧贴线结夹住结扎线，再紧贴蚊式钳剪去多余的结扎线。在结扎线的近侧 0.5～1 cm 处用 1 号丝线环绕盲肠做浆肌层荷包缝合。

（8）切除盲肠：盲肠周围用生理盐水纱布垫好以保护内脏，在盲肠根部结扎线远侧 0.3～0.5 cm 处用 Kocher 钳（或直血管钳）钳夹盲肠。紧贴 Kocher 钳，在 Kocher 钳与结扎线之间用刀切除盲肠。盲肠断端黏膜面依次用石炭酸（或碘酒）、75％酒精、生理盐水处理。

（9）埋入残端：主刀边提边渐收紧荷包缝线，缩小荷包口，同时第一助手一手将夹持盲肠结扎线结的蚊式钳向荷包口内推进，另一手用大镊子将结肠提起，相对用力，使盲肠残端埋入荷包内，主刀配合逐渐收紧荷包，包埋残端。残端包埋不理想时，可外加浆肌层"8"字缝合，加固包埋。

（10）检查无活动性出血，清点纱布、器械无误后，用 4 号丝线连续缝合腹膜和后鞘，间断或"8"字缝合腹直肌前鞘，保护切口消毒皮肤后细丝线间断缝合皮下组织，细丝线间断缝合或褥式缝合皮肤。

5. 易犯的错误及解决方法

（1）腹腔保护不当或小肠扭转。在打开腹腔后若有脏器移出腹腔时必须动作轻柔，并用生理盐水纱垫保护。在寻找盲肠时，应尽可能将网膜及小肠推至左侧，避免小肠翻出腹腔，使其避免摩擦、干燥而受损伤。若移出腹腔必须用盐水纱垫包裹小肠予以保护，回纳肠管时需按解剖顺序逐段送回，以防发生肠扭转。

（2）盲肠系膜处理不当。① 分离、离断、结扎系膜时太靠近结肠，因为这样容易造成结肠壁的血供受影响，甚至损伤肠管造成肠穿孔。正确方法是分离系膜时靠近盲肠而远离结肠壁。② 切断系膜前未处理系膜内血管。切断系膜前须先用血管钳夹持，大血管近端可用两把血管钳，这样既可以避免系膜离断后血管断端的出血使手术野不清晰，又可以避免切断系膜后盲肠动脉回缩至系膜根部，术后发生系膜内及腹膜后巨大血肿。③ 系膜近心端结扎不严。系膜近心端除三重结扎扎外，保险起见，最好再做贯穿缝扎。

（3）荷包缝合不合要求。① 缝合方法不当。荷包缝合时，缝针只穿过浆肌层

(浆膜层和肌肉层),不穿透肠管。荷包基本上缝合在结肠上,使荷包一侧的边缘正好位于结、回肠交界处,以防残端包埋后阻塞回肠通道。② 荷包大小不当。荷包缝合距离盲肠残端结扎线为 0.5～1.0 cm,荷包太小残端无法完全包埋,太大至结肠壁内翻太多,易造成部分阻塞回肠通道。③ 荷包缝线收紧打结时断裂。除与缝线质量(缝线多次消毒后拉力下降)有关外,主要与手术者打结速度过快、打结方法不当、缝线受力过大以及助手回纳残端操作不当有关。手术操作时洗手护士选择张力符合要求的缝线,手术者收紧荷包时应渐收,注意结扎线收紧方向,分数次缓慢逐渐收紧缝线,每收紧一次稍等片刻,待组织收拢,线的张力减小后再做第二次收紧。助手用蚊式钳送残端入荷包内后拔出血管钳时,血管钳口微微张开,能松开被夹的结扎线头即可。这样可以避免蚊式钳张口过大,撑断荷包缝线。

(4) 残端处理不合要求。① 盲肠残端结扎线松紧不当。结扎线若过松,盲肠一旦切除,结扎线易从残端滑脱;结扎线若过紧,则易将盲肠勒断,并在残端有炎症时不易自动松开减轻张力。因此结扎盲肠时应预先在结扎部位用血管钳钳夹组织,使组织变软变韧后,再在刚才钳夹的部位结扎,结扎时松紧适度。② 盲肠残端太长或太短。盲肠残端保留太短,结扎线易滑脱;若保留太长,则残端无法埋入肠壁或可造成部分肠梗阻。所以盲肠残端保留 0.3 cm 左右,若过长可以用剪刀剪去多余的组织。③ 盲肠残端黏膜面处理不当。药物涂擦是逐次用石炭酸(或碘酒)、75%酒精、生理盐水。先用蘸有碘酒(或纯石炭酸)的棉签涂擦黏膜,目的是破坏黏膜细胞,使其失去分泌能力,再用蘸有 75%酒精的棉签涂擦,目的是擦去残留的碘酒或石炭酸,并起到消毒作用;最后用蘸有生理盐水的棉签擦去残留的酒精。碘酒或石炭酸涂于残端黏膜内面,酒精和生理盐水则由残端周边向中心涂擦。全部涂擦过程中,药物只能涂擦黏膜面,以免在他处形成化学灼伤。④ 残端无法埋入。除了上面所提及的荷包太小以及残端太长外,还同手术者与一助配合不佳以及手术者过早、过快收紧荷包缝线有关。手术者与一助应动作协调,边回纳盲肠残端边渐收紧荷包缝线。若发生过早收紧缝线情况,可逐针松开并重新配合操作,尽量做到完美包埋。若埋入不佳,可外加浆肌层"8"字缝合,加固包埋。

(5) 切除处理残端时未保护好腹腔。在准备切除盲肠前,应用一无纱头的盐水纱布绕其基部环线一圈,以防残端残余物污染腹腔。残端依次用碘酒、75%酒精、生理盐水处理后,再将环绕基部防止污染的小纱布撤出手术区。

第四节 胃（肠）壁伤口修补术

1. 目的和要求

（1）进一步练习无菌操作技术和手术基本操作技术。

（2）进一步练习开腹、关腹常规步骤和方法。

（3）熟悉胃肠道伤口的修补缝合原则和方法，掌握毯边缝合技术。

2. 实验器材

卵圆钳、巾钳、长镊、消毒碗、手术刀、手术剪、弯血管钳、直血管钳、蚊式钳、手术镊、肠钳、拉钩、持针器、缝针、缝线等。

3. 实验动物

实验用犬。健康无传染性疾病，雌雄不限，体重 10～15 kg。术前 8～24 小时禁食，6 小时禁水。

4. 手术操作

（1）用 3% 戊巴比妥钠 1 mL/kg 腹腔麻醉后，将狗仰卧平放并绑缚在手术台上，剃去腹部的毛。用配制好的洗必泰醑溶液常规消毒、铺巾，巾钳固定四角，接着铺中单和剖腹巾。

（2）做左侧经腹直肌切口：用切皮刀切开皮肤、皮下组织长约 10 cm，暴露腹直肌前鞘，出血点逐个钳夹并结扎止血。切口两边铺垫消毒巾，用巾钳或缝合固定。换刀于腹直肌前鞘做一切口，用弯血管钳将其与腹直肌分离，用剪刀向下、向上延伸剪开，使与皮肤切口等长。腱划若不易分离，可用刀切开并结扎止血。

（3）用刀柄钝性分离腹直肌，沿腹直肌纤维方向分开腹直肌，暴露腹直肌后鞘。

（4）用镊子和血管钳（或两把血管钳）沿横轴线对向交替钳夹后鞘和腹膜，确定没有内脏脏器被钳夹时，用手术刀切开一小口，手术者和第一助手分别用镊子和血管钳夹持对侧腹膜边缘，将其提起，用组织剪纵向剪开腹膜，剪开腹膜时，可用左手食指和中指插入腹腔，保护内脏。

（5）腹腔拉钩牵拉腹壁暴露手术野，于上腹部找到胃后，将胃体提出腹腔外并用肠钳夹持固定胃前壁拟作切开的部分，用盐水纱布垫盖其周，防止切开胃壁后内容物污染腹腔。

（6）用刀在胃前壁中央拟作切口部分做一长为 1～2 cm 的切口（横向或纵向），遇到来自黏膜下层血管出血，逐个用蚊式钳钳夹结扎。

（7）拭净胃壁切口内的内容物，用洗必泰液消毒切口并换用纱垫保护腹腔。

（8）修补缝合胃壁切口：先用丝线沿切口方向做毯边缝合，封闭切口。松开肠钳再做浆肌层 Lembert 缝合，加固包埋（图 10-4-1）。

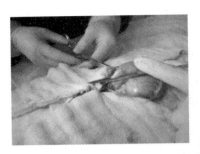

(a) 用肠钳夹持固定胃前壁拟切开部分

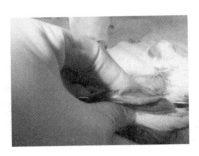

(b) 切开约 2 cm 切口并消毒

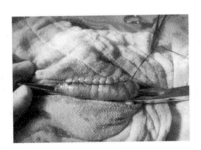

(c) 毯边缝合全层闭合切口

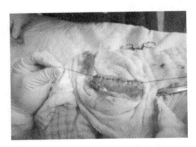

(d) 浆肌层内翻缝合包埋缝合

图 10-4-1　胃壁切口修补术

（9）若做肠壁伤口修补，封闭切口时可先做间断全层内翻缝合，缝线方向与肠纵轴平行，再做缝线方向与全层一致的浆肌层 Lembert 缝合。

（10）放开肠钳，检查无活动性出血并清点纱布器械无误后，将胃（肠）回纳腹腔。

（11）关腹。用 4 号丝线连续缝合腹膜和后鞘，间断或"8"字缝合腹直肌前鞘，保护切口消毒皮肤后细丝线间断缝合皮下组织，细丝线间断缝合或褥式缝合皮肤。

5. 易犯的错误及处理方法

（1）肠钳钳夹时间过长。当胃肠壁全层缝合完成后，此时应放开肠钳，然后再做浆肌层缝合，这样胃内容物不会溢出污染腹腔，且有利于吻合口及早恢复血液供应。操作时应尽量避免修补完毕后再松开肠钳。

（2）毯边缝合后黏膜层外翻。若做全层连续毯边缝合，应避免缝合后黏膜层外翻。毯边缝合操作时保持针距相等，黏膜层进针和出针均应尽量靠近切缘而浆膜层相对来说离切缘应远一些,这样可以避免黏膜层外翻导致不良后果。

（3）毯边缝合后渗血不止。① 黏膜下层血管出血。处理方法是当胃壁切开后,切断的黏膜下血管出血时逐个用蚊式钳钳夹止血。② 肌层内微小血管出血。这种出血是靠毯边缝合的张力来压迫止血的,这就要求一助始终提紧缝线保持一定的张力,针距相等,针针相扣,这样多能使得渗血逐渐停止。

（4）肠修补后肠腔狭窄。肠腔不像胃腔,肠腔腔径较小,缝合不当易造成狭窄。解决方法是缝合切缘不能保留太长,全层间断缝合和浆肌层缝合与肠管长轴方向一致。胃体体腔较大,一般不会形成狭窄问题。

第五节　小肠部分切除端端吻合术

1. 目的和要求

（1）进一步训练无菌操作技术和手术基本操作技术。

（2）进一步练习开腹、关腹常规步骤和方法。

（3）掌握小肠部分切除和端端吻合术的基本操作和方法。

2. 实验器材

卵圆钳、巾钳、消毒碗、弯盘、长镊、手术刀、手术剪、手术镊、直血管钳、弯血管钳、蚊式血管钳、肠钳、Allis 钳、Kocher 钳、持针器、缝针、缝线、牵引器等。

3. 实验动物

实验用犬。健康无传染性疾病,雌雄不限,体重 10~15 kg。术前 8~24 小时禁食,6 小时禁水。

4. 手术操作

（1）用 3% 戊巴比妥钠 1 mL/kg 腹腔麻醉后,将狗仰卧平放并绑缚在手术台上,剃去腹部的毛。用配制好的洗必泰醑溶液常规消毒、铺巾,巾钳固定四角,接着铺中单和剖腹巾。

（2）做右上腹腹直肌旁或经腹直肌切口,长约 10 cm,切开皮肤、皮下组织,显露腹直肌前鞘,用血管钳钳夹、结扎止血。切口两边铺垫皮肤保护巾,并用巾钳固定。在腹直肌前鞘做一小切口,用弯血管钳将其与腹直肌分离,并用剪刀向上、向下延伸剪开。不易剪开的腱划处,可用刀切开。

（3）将腹直肌推向内侧或沿腹直肌的肌纤维方向用刀柄分开腹直肌,暴露腹直肌后鞘。如有出血可结扎止血。

（4）用两把弯血管钳沿横轴线方向,对向交替钳夹后鞘和腹膜,检查确定没有内脏被钳夹时,用刀切开一小口,主刀和第一助手分别用血管钳夹持对侧腹膜边缘并提起,用组织剪纵向剪开腹膜。剪开腹膜时,可用左手食指和中指插入腹腔,保护内脏。

(5)选择切除肠段和分离肠系膜:取出一段小肠袢,下垫盐水纱垫。用两血管钳将供应拟切除段肠系膜上血管弓小干及其分支逐个夹住,在两钳之间将其切断、丝线结扎,近心端可用双重结扎或加以贯穿缝扎,并向肠管方向以扇形剪开系膜。

(6)正确使用肠钳。根据肠壁色泽变化情况,确定肠管切断部位。将拟切除肠管的内容物挤向两端保留段的肠管,在离变色肠管2~3 cm处,从系膜对侧向系膜侧各夹一把肠钳,使之与小肠的横断面呈30°夹角。

(7)切除肠管。在拟切除肠段的两端从独立缘向系膜缘方向并与肠钳平行处各夹一把Kocher钳,并将拟切除后保留肠管的两端系膜紧贴肠壁分去0.5~1.0 cm,使断端裸露以利吻合。在Kocher钳和肠钳的周围用盐水纱布垫好保护健康的肠管和腹腔,以防污染。在Kocher钳与肠钳间紧贴Kocher钳切除肠管,切除段肠管连同Kocher钳一并移出腹腔。

(8)吻合肠管。

① 肠管两断端用洗必泰液拭净并消毒。

② 将两肠钳靠拢以利于两断端靠拢缝合,在系膜缘和独立缘浆肌层离切缘0.5~0.6 cm各缝合一针,打结后作为牵引线,牵引后两端的浆膜面互相紧贴。

③ 吻合口全层内翻缝合。用1号丝线从后壁中间向两侧做内进内出(即从一侧黏膜面进针经另一侧黏膜面出针)的间断全层内翻缝合,这样打结后线结留在肠腔内。后壁缝完后剪线,然后转做前壁全层内翻缝合。缝合方法相似,所不同的是前壁内进内出缝合,须先用前一针缝线作为牵引线和标记线,待后一针缝合完成后,再将前一针缝线剪断,保留后一针缝线再作为牵引线和标记线。这样既有利于缝合又有利于内翻。针距均在0.3 cm左右。(可参见第八章"离体猪大肠端端吻合术")。

④ 吻合口浆肌层缝合。缝合要求距离全层吻合处0.2~0.3 cm,针距约0.3 cm。浆肌层缝合要求缝线穿过浆膜层和肌肉层,达黏膜下层,绝对避免穿透黏膜层。打结应以刚使浆膜面相贴内层缝线埋入为度,不宜过紧,以免手术后短期崩裂,发生肠漏;也要避免卷入太多,以防吻合口狭窄。浆肌层缝合起到加固和防止并发症的作用。

(9)检查吻合口是否满意以及血液供应情况,并用拇指和食指试探吻合口大小,一般以能通过拇指和食指横径为宜。

(10)关闭系膜裂孔:使用0号丝线间断缝合系膜裂孔边缘,予以关闭(图10-5-1)。

（11）检查无活动性出血,清点纱布器械无误后,逐层缝合腹壁。用 4 号丝线连续缝合腹膜和后鞘,间断或"8"字缝合腹直肌前鞘,保护切口消毒皮肤后细丝线间断缝合皮下组织,细丝线间断缝合或褥式缝合皮肤。

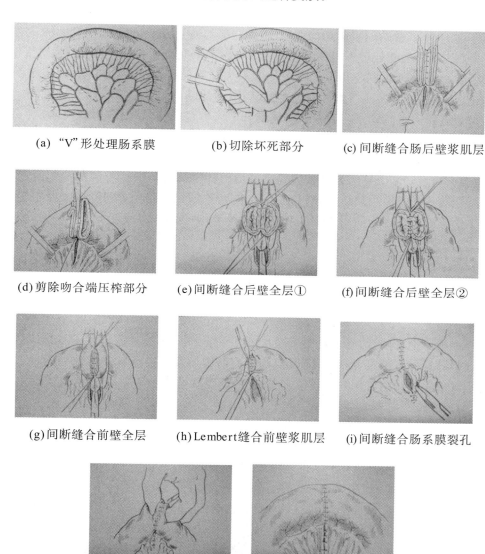

(a) "V"形处理肠系膜　　(b) 切除坏死部分　　(c) 间断缝合肠后壁浆肌层

(d) 剪除吻合端压榨部分　　(e) 间断缝合后壁全层①　　(f) 间断缝合后壁全层②

(g) 间断缝合前壁全层　　(h) Lembert缝合前壁浆肌层　　(i) 间断缝合肠系膜裂孔

(j) 检查吻合口　　(k) 吻合完成

图 10-5-1　小肠部分切除吻合术

5. 易犯的错误及处理方法

活体端端吻合术易犯的错误除"离体肠端端吻合术"所述以外,主要还有:

(1)人为肠扭转。术者在做吻合术时将一端肠管的独立缘与另一端肠管的系膜缘缝合,造成肠管人为扭转。正确方法是要求术者使用器械操作正确,分别分清两断端的两缘,缝合时系膜缘与系膜缘,独立缘与独立缘正确对合、吻合。

(2)系膜裂孔处理不当。活体肠吻合与游离肠吻合操作的不同主要在于活体肠吻合必须处理系膜裂孔。系膜裂孔若不关闭则极有可能形成内疝,故应警惕。若缝合系膜过多,易误将血管缝进并被结扎,造成吻合口缺血,故关闭系膜裂孔时应避免缝扎系膜血管。若手术中发现吻合口肠管色泽变紫(吻合口缺血表现),要立即进行处理,不能恢复正常色泽的,必须切除变紫的肠管重新吻合。

(3)两断端处理不当。两断端的系膜紧贴肠壁除去 0.5～1.0 cm 充分裸露,以利吻合,在切断肠管前处理较容易和方便。同学们可能误认为两断端的消毒像盲肠切除术那样需用碘酒、酒精和生理盐水处理,实则肠吻合术两断端一般用洗必泰液消毒即可。因为使用化学试剂的目的不同,使用的消毒液也不一样。

第六节　静脉切开术

在临床上,静脉切开术常用于抢救病情危急、需要迅速补液输血或需要长期输液而静脉穿刺有困难者,或者需要监测中心静脉压及通过静脉做特殊检查者。静脉切开术是临床上常用的一种应急救治技术,要求术者能够快速、准确完成操作。

1. 目的和要求

(1)进一步训练无菌操作技术。

(2)进一步熟练掌握切开、止血、结扎、缝合等基本操作技术。

(3)熟练掌握静脉切开术的基本操作。

2. 实验器材

手术刀、手术剪、手术镊、眼科剪、蚊式血管钳、直血管钳、弯血管钳、塑料导管、持针器、缝针、缝线等。

3. 实验动物

实验用犬。健康无传染性疾病,雌雄不限,体重 10～15 kg。术前 8～24 小时禁食,6 小时禁水。

4. 手术操作

(1)准备好静脉滴注装置,并注入等渗盐水。

（2）用3%戊巴比妥钠1 mL/kg腹腔麻醉后,将犬仰卧平放并绑缚在手术台上,在一侧后腿根部的腹面剃毛、消毒、铺巾。

（3）在后腿根部的腹面,扪摸股动脉的搏动,确定股动脉位置。沿股动脉内缘做一横形或纵形切口,长约2 cm。

（4）左手持有齿镊提起一侧切口皮肤,右手用蚊式钳分离皮下组织,在股动脉内侧找寻股静脉,并确认股静脉。用蚊式血管钳沿股静脉周围钝性分离,游离出约1.5 cm长的一段股静脉。

（5）蚊式血管钳在静脉下方穿出,挑起,同时引出两根30 cm长的4号丝线,分向静脉远近两端。远侧丝线结扎,线头暂不剪断留作牵引,近侧丝线暂不打结,以待固定静脉插管。

（6）选择大小适合的塑料导管,将管内外的消毒液冲洗干净,连接滴注装置,灌满注射液;并将导管尖端剪成钝圆斜面,备用。

（7）助手轻拉近心侧丝线,牵引远心端结扎线;手术者在距远心端结扎线近心侧0.3 cm处用眼科剪向近心端方向斜形剪开股静脉,约为股静脉周经的1/3。此时可见血液流出。注意剪开静脉时切勿剪断静脉。

（8）手术者拿起塑料导管,将导管插入静脉时,斜面应朝向静脉后壁,用其尖端对准静脉切口,挑起近侧血管壁,插入导管。在插入导管时,助手渐松近侧丝线以利于导管插入。

（9）待导管插入5 cm左右后,可见插入管腔内有回血,证实导管在静脉腔内,接上准备好的输液装置输液。液体进入静脉通畅后,结扎近侧丝线,将导管和股静脉固定在一起。剪去两结扎线线头。

（10）消毒切口边缘,用1号丝线缝合皮肤,利用皮肤缝线再次结扎固定导管,固定在皮肤缝线上,以防滑脱,最后剪短结扎线,敷料固定。

（11）拔除塑料管时,先剪去固定塑料管的缝线,再拔除导管,加压3~5分钟,以防出血(图10-6-1)。

5. 易犯的错误及处理方法

（1）误把股动脉当股静脉。区别动静脉的标志是:动脉搏动较明显,血管泛红;静脉血管泛蓝,无明显搏动。

（2）导管导入端太尖。处理导管尖端时应剪成钝圆,不应有尖锐的断端。若尖端尖锐,插入血管后易戳穿血管壁,使得输入液渗出,造成皮下水肿及其他并发症。

（3）剪开静脉时剪口太小,或者将静脉剪断。做静脉剪口时要求手术者必须使用眼科剪,剪刀尖端向近心端,剪开静脉壁约为周径的1/3。静脉较细,手术精细、操作更应精细。剪口太小或将股静脉剪断都不利于插管。这就要求手术者要有较扎实的基本功和一定的操作技能。

（4）导管未固定。除近心端丝线将导管和股静脉固定外，导管应通过皮肤缝线固定在皮肤表面。若导管未固定，容易导致导管滑脱或损伤静脉通道。

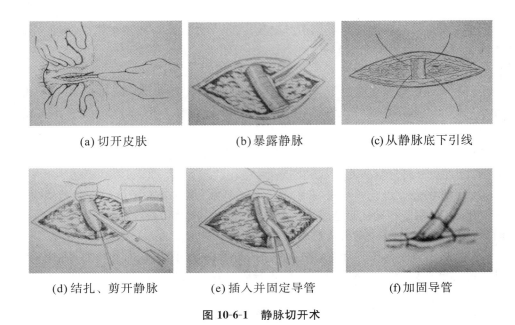

|(a) 切开皮肤|(b) 暴露静脉|(c) 从静脉底下引线|

|(d) 结扎、剪开静脉|(e) 插入并固定导管|(f) 加固导管|

图 10-6-1　静脉切开术

第七节　清　创　术

清创术（Debridement）是对新鲜开放性污染伤口进行清洗去污、清除血块和异物、切除失去生机的组织、缝合伤口，使之尽量减少污染，变成清洁伤口，促进组织愈合，有利于受伤部位的功能和形态的恢复。清创术是一种外科基本手术操作，伤口初期处理的好坏，对伤口愈合、受伤部位组织的功能和形态的恢复起决定性作用。

1. 目的和要求

（1）养成严格遵守无菌操作的习惯。

（2）学会清创术的手术操作方法。

2. 实验器材

手术刀、手术剪、手术镊、血管钳、组织钳、针持、缝针、缝线、刷子、换药碗、肥皂水、炭粉等。

3. 实验动物

成年家兔(犬),雌雄不限。

4. 手术操作

(1)用3‰戊巴比妥钠1 mL/kg静脉麻醉后,用脱毛剂脱去一侧后腿毛发。

(2)创伤模型制作。在兔(犬)大腿外侧做一长4~6 cm,深1~2 cm的创口,施以炭粉污染。实验动物创伤模型制作完成。

(3)清洁创口周围组织。用无菌小纱布遮盖伤口,用肥皂水洗刷伤口周围皮肤,再以生理盐水反复冲洗,每刷洗一遍后均以生理盐水冲洗干净创口周围的肥皂液,并勿使冲洗液流入创面。清洁创口周围组织至比较干净为止。

(4)清洗检查创口。用无菌生理盐水彻底冲洗创面,直至洗净,再用双氧水冲洗,最后再用生理盐水冲洗。冲洗时可用手术镊和血管钳轻轻分开创口,取出血凝块和异物,尽可能冲洗干净,不留死角。用无菌小纱布吸干创面,拭干创口周围皮肤,创口盖以敷料。

(5)将家兔(犬)固定在手术台上,充分暴露创口部位以便于手术操作。

(6)参与手术者洗手,戴无菌手套。消毒创口周围皮肤时,勿使消毒液流进伤口。铺盖无菌手术巾。

(7)修剪创面组织。术者右手持剪,左手持有齿镊,提起伤口皮肤边缘,在离创缘0.2 cm处,剪除碎裂不整的皮肤和伤口表面的污染组织(如创面边缘整齐,可不修剪)。

(8)用无菌盐水冲洗创面后,以血管钳仔细钳夹出血点,用细线逐个结扎。

(9)用细线做逐层间断缝合,不留无效腔。最后用75‰酒精消毒创口周围皮肤(图10-7-1)。

5. 易犯的错误及处理方法

(1)用肥皂水洗刷伤口皮肤时,没有很好地保护创面,使创面创伤加重。正确方法应是在冲刷时要很好地保护伤口。同样,在消毒皮肤时勿让消毒液接触伤口,要用无菌纱布很好地遮盖。

(2)修剪创面时皮肤切除太多。修剪创面时,剪除碎裂不整的皮肤和伤口表面的污染组织,同时清除异物。但修整时又要避免切除太多,以免缝合时张力较大而影响愈合,必要时行植皮术。

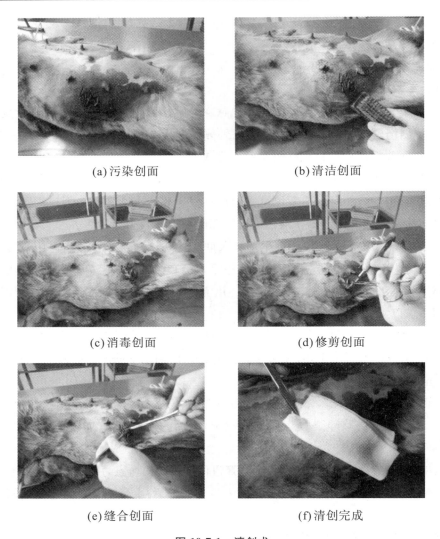

(a)污染创面　　　　　　　　(b)清洁创面

(c)消毒创面　　　　　　　　(d)修剪创面

(e)缝合创面　　　　　　　　(f)清创完成

图 10-7-1　清创术

第八节　气管切开术

　　气管切开术是临床最常用的急救手术之一,气管切开术包括常规气管切开术、紧急气管切开术、环甲膜切开术、快速气管切开术及近年来开展的经皮扩张气管切开术等。本节重点讨论常规气管切开术。临床上,行气管切开术是为了预防窒息,解除上呼吸道阻塞或者需要进行辅助呼吸,给氧,吸痰等。本次实验,要求掌握常规气管切开术的基本操作,为医学生进入临床实习打下坚实的基础。

1. 目的和要求

(1) 进一步训练无菌操作技术。

(2) 了解气管切开术的基本方法和步骤。

(3) 进一步熟练外科基本操作技术。

2. 实验器材

手术刀、手术剪、手术镊、直血管钳、弯血管钳、鼠齿钳、卵圆钳、巾钳、消毒碗、持针器、缝针、缝线、尖刀片、气管钩、气管套管、甲状腺拉钩等。

3. 实验动物

实验用犬。健康无传染性疾病,雌雄不限,体重 10～15 kg。术前 8～24 小时禁食,6 小时禁水。

4. 手术操作

(1) 动物准备:用 3% 戊巴比妥钠 1 mL/kg 腹腔麻醉后,将犬仰卧平放并绑缚在手术台上,剪去狗颈前方的毛,颈后垫枕,使头后仰并始终保持在正中位。用配制好的洗必泰醋溶液常规消毒、铺手术洞单。

(2) 手术切口:于颈下 1/3 做正中纵向切口(为美观,多数在颈前环状软骨下方 2 cm 处沿皮纹切口),切开皮肤、皮下组织,并确切止血。切口长约 4 cm,显露颈白线。

(3) 暴露气管:轻轻切开颈白线,显露舌骨下肌群,用血管钳钝性分离并牵开气管前舌骨下肌群。用拉钩将软组织向两侧均匀牵拉,暴露气管软骨环,充分止血。

(4) 气管切开:用气管钩固定气管软骨环,然后以镰状尖刀刀尖插入气管软骨环前壁,刀刃向上,由下向上挑开气管软骨环的前壁,切开 3～5 个气管软骨环。

(5) 安置气管套管:切开气管后,立即用弯血管钳扩开气管切口,或用鼠齿钳夹提软骨环口吸出或擦净气管内分泌物及血液,然后插入大小合适的气管套管,立即将内芯拔出。迅速插入气管内导管后,继续用吸引导管吸除气管内分泌物。

(6) 固定气管套管:将气管套管的两根系带系在颈部,在颈后打结,以固定气管导管。取一块生理盐水纱布覆盖在气管导管口外侧,起到湿润空气、减轻气道损伤的作用。

(7) 处理切口:切口多不需缝合。如切口过长,可在上、下两端各缝合 1～2 针,但不能太紧,以免发生皮下或纵隔气肿。用凡士林纱条围绕套管并覆盖颈部创面,最后以剪开一缺口的无菌纱布(或气管垫)垫在套管下面(图 10-8-1)。

(8) 动物处理:手术完毕,取出气管导管及纱布。缝合气管切口和肌肉皮肤,或者不缝合而用胶布拉拢固定。

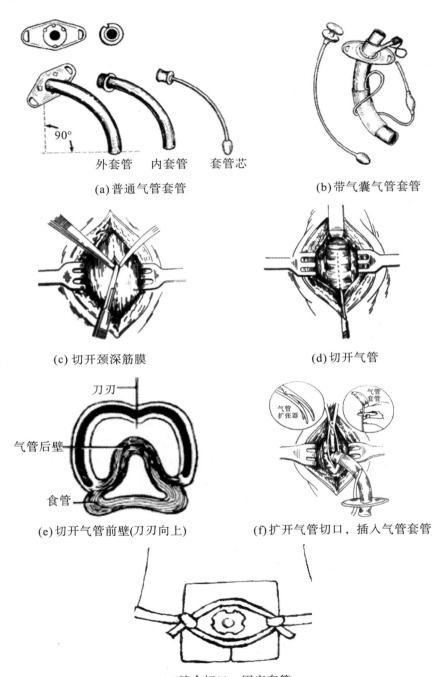

外套管　　内套管　　套管芯

(a)普通气管套管　　　　　　　　　　(b)带气囊气管套管

(c)切开颈深筋膜　　　　　　　　　　(d)切开气管

刀刃

气管后壁

食管

(e)切开气管前壁(刀刃向上)　　　　(f)扩开气管切口，插入气管套管

(g)缝合切口，固定套管

图 10-8-1　气管切开术

5. 注意事项

常规气管切开术是一项基本技能操作，实验操作中由于狗生理功能正常，局部解剖相对简单，常规气管切开术相对较易。临床上气管切开术多是在机体处于一定的病理状态下进行的，所以操作更复杂，注意事项更多。

（1）临床手术时，患者头部位置要保持正中后仰位。保持切口在颈中线进行，不能向两旁偏移。术中随时探摸气管位置，指导分离的方向和深度。

（2）拉钩两侧拉力要均匀，层次应一致。拉钩在分离至深部时再放入牵拉，每剖入一层，两侧拉钩也随之同时挪动拉深一层，两侧拉力要均匀，以免拉力不均，将气管拉向一侧。当分离至气管前壁时，拉钩要向外、向前拉，不要向后压，以免压迫气管。当气管软骨环已切开，气管套管尚未插入时，应特别留意勿脱钩，以免增加插管的困难。

（3）气管前间隙在气管前筋膜与气管之间，有一充满疏松结缔组织的间隙称气管前间隙。此间隙沿气管前壁向下直通纵隔，为气管切开术并发纵隔气肿的主要途径。在做气管切开时，气管前筋膜不宜分离，可与气管前壁同时切开。若过度分离气管前筋膜，当胸腔负压大时，空气进入纵隔，引起纵隔气肿。气管侧壁不要分离，否则易伤及胸膜顶或纵隔，也能致气管切口偏向一侧，造成拔管困难。

（4）犬甲状腺多数没有峡部，少数有者亦很窄。操作相对容易。人的甲状腺峡部一般遮盖于第 2、3、4 气管软骨环的前面，手术时如妨碍气管的显露，可在其下缘切开筋膜，将峡部从气管前分离出来，然而向上牵开，若仍感困难，可用两把血管钳夹住其中部，在两钳之间将峡部切断，断面予以缝合结扎止血。

（5）做气管切开时，用尖刀沿气管正中线由下向上挑开软骨环。刀尖不可刺入太深，以免穿入后壁损伤食管形成气管食管瘘。若是病人，气管切开一般选择第 2～5 环之间任二环沿中线切开，第一软骨环不可切断，否则易致术后喉狭窄。

（6）气管套管大小要恰当。放置套管时要选择合适的套管。临床上成人一般可选择 5～6 号套管（直径为 9～10 cm），套管放入后应立即拔出套管芯。气管套管应妥善固定，以防脱出。套管与伤口之间应用剪开的无菌纱布垫（或气管垫）保护。

（7）术后出血。术后伤口少量出血，可用止血粉或等渗盐水纱布压迫止血；出血多者，应检查伤口，针对出血原因，予以相应处理。若是病人，当呼吸极度困难时，往往有颈静脉怒张，手术中出血较严重，用吸引器吸除的同时，速将气管切开，一旦呼吸困难被解除，出血常自止。术中止血要完善，皮肤不能缝合过紧，以防止发生血肿或气肿。

第九节　腹腔镜技术模拟训练

分离、结扎、缝合、止血是外科的四大基本技术,但腹腔镜外科手术与传统开腹手术在操作技术方面却截然不同。因此,要掌握腹腔镜手术操作技术,一定要经过反复技术训练,让手术者有一个逐步适应的过程。腹腔镜外科技术训练应包括模拟训练、动物试验及临床实践三个过程。本次实验主要用腹腔镜手术模块进行模拟训练,为以后动物试验及临床实践打下坚实的基础。

1. 目的和要求

(1)了解腹腔镜手术模块和腹腔镜手术训练系统。

(2)通过各种模块的训练,适应腹腔镜技术下的手术操作。

2. 实验器材

腹腔镜手术模拟训练器,手眼协调训练模块,三维定位训练模块,剪切缝合训练模块,肠管吻合训练模块,夹钳技能训练模块,组织粘连剥离训练模块,缝合打结训练模块,穿线技能训练模块,3D缝合剪切训练模块等。

3. 实验操作

利用腹腔镜手术训练箱,模拟人体腹腔,通过监视器图像进行腹腔镜手术技术训练。腹腔镜模拟训练可以进行以下内容:

(1)手眼协调训练:在训练箱进行手眼协调训练模块,在不同颜色的圈内放入彩色豆珠,在监视器屏显像下,用抓钳将圆圈中的豆珠逐个钳夹到另一个圆圈内,或把圈内的彩豆放到图内的立柱上但不掉落;也可向训练箱内放入画有各种图形的画纸,用组织剪将图形剪下。训练时要求在操作中尽量避免碰撞周围,努力做到稳、准、轻、快。扶镜者应根据手术训练者操作的部位,随时调整镜头及焦距,使术野图像始终保持清晰准确,手眼动作协调。

(2)三维定位训练:在训练箱内放入模块,用抓钳将橡皮圈在各个立柱上有目的地进行套索或用丝线完成类似操作。反复练习,不断提高腹腔镜操作的定向能力。

(3)夹钳训练:向胶管内注入红色墨水或其他液体模拟血液和胆液,训练在复杂的手术环境下安全钳夹血管和胆管,在训练器下反复进行夹钳练习。

(4)肠管吻合训练:利用不同方法将离断段肠管进行吻合,反复训练腹腔镜下肠管吻合手术。

(5)剪切缝合训练:用双层膜在不损伤内膜的情况下,把外膜在腹腔镜下剪切成指定训练形状。反复练习。

（6）缝合打结技能训练：① 训练使用持针器选择正确的进针位置；② 训练打结方法：单结、方结、外科结；③ 训练体内缝合技术：连续缝合、间断缝合等。

（7）穿线训练：通过穿线训练模块，训练操作者协调能力，操作者双手持器械将一段线通过双手协调移动由一端通过穿线孔移动到另一端。

（8）3D 剪切缝合技能训练：通过 3D 剪切缝合训练模块，模拟组织切口，真实触觉反馈，通过不同方向的切口，提供多种难度剪切缝合技能练习。

（9）组织粘连剥离训练：通过组织粘连剥离训练模块，剪开皮肤剥离内部的组织。

（10）组织分离训练：在训练箱内放入香蕉、葡萄、橘子、带皮的鸡肉或猪心肉，用抓钳、剪刀、电钩等器械进行钝性分离、锐性分离训练。

（11）模拟胆囊切除训练：可选用带胆囊的猪肝，放入训练箱，安置好电刀电极，按照人体胆囊切除的程序，进行胆囊切除训练。

参 考 文 献

[1] 陈孝平,汪建平,赵继宗.外科学[M].9版.北京:人民卫生出版社,2018.
[2] 吴孟超,吴在德,黄家驷.外科学[M].7版.北京:人民卫生出版社,2009.
[3] 黄志强,金锡御.外科手术学[M].3版.北京:人民卫生出版社,2005.
[4] 罗英伟,徐国成,张青.普通外科小手术图解[M].沈阳:辽宁科学技术出版社,2012.
[5] 马跃美.外科手术学基础[M].北京:人民卫生出版社,2012.
[6] 雷学锋,张磊,祝海洲.外科手术学基础[M].济南:山东大学出版社,2007.
[7] 沈宏亮,徐志飞,景在平.外科手术学基础[M].上海:第二军医大学出版社,2011.
[8] 雷霆.外科手术学实验指导[M].北京:科学出版社,2011.
[9] 肖传实,李荣山.诊断学实习指导[M].北京:军事医学科学出版社,2006.
[10] 美国心脏协会.基础生命支持实施人员手册[M].杭州:浙江大学出版社,2016.
[11] 美国心脏协会.高级心血管生命支持实施人员手册[M].杭州:浙江大学出版社,2017.
[12] 李金福,李建辉,张会芳,等.腹腔镜技术与操作[M].西安:第四军医大学出版社,2008.
[13] 李心翔.结直肠肿瘤腹腔镜手术学:新理念,新技术[M].上海:复旦大学出版社,2018.
[14] 张军花,侯晓敏,周萍.腹腔镜手术配合[M].北京:科学出版社,2016.
[15] 魏东.腹腔镜结直肠手术学[M].北京:人民军医出版社,2012.